药品检验检测与药学研究

主　编　李洁琼　张志红　李　媛　王玉珍
　　　　高文华　曲新梅　王燕敏

汕头大学出版社

图书在版编目（CIP）数据

药品检验检测与药学研究 / 李洁琼等主编. -- 汕头：
汕头大学出版社，2024. 12. -- ISBN 978-7-5658-5504
-7

Ⅰ. R9

中国国家版本馆CIP数据核字第2025AL2492号

药品检验检测与药学研究
YAOPIN JIANYAN JIANCE YU YAOXUE YANJIU

主　　编：李洁琼　张志红　李　媛　王玉珍　高文华　曲新梅　王燕敏
责任编辑：陈　莹
责任技编：黄东生
封面设计：刘梦杳
出版发行：汕头大学出版社
　　　　　广东省汕头市大学路 243 号汕头大学校园内　邮政编码：515063
电　　话：0754–82904613
印　　刷：廊坊市海涛印刷有限公司
开　　本：710mm × 1000mm　1/16
印　　张：10.25
字　　数：172 千字
版　　次：2024 年 12 月第 1 版
印　　次：2025 年 2 月第 1 次印刷
定　　价：52.00 元
ISBN 978–7–5658–5504–7

编委会

前言 / PREFACE

药品检验是评价药品质量的关键内容，涉及药品法律法规、各类行政规范、药品质量标准、药物分析方法、分析技术、实验技能等，是药学领域中一门具有很高实践要求的知识。随着对创新药物研究的关注和对药物中微量杂质成分、组成药物固体制剂的各种辅料及溶剂等进行的一系列研究，药物学得到了极大的发展。同时，随着科学技术的快速发展，在药物的使用方面，对临床药师知识水平的要求也越来越高。基于以上需求，我们邀请长期工作于临床一线的药师和药剂师编写了本书。

本书系统性地论述了与药品检验相关的法律法规、检验项目、检验方法、原理等内容，旨在使药学人员掌握与药品检验相关的药学理论与实验技能，了解药品检验的法律法规，树立药品安全观念，并在此基础上建立质量源于设计的理念，具有非常强的可操作性，为药学人员提高综合素质、增强职业变化的适应能力和继续学习能力打下基础。

本书围绕"药品检验检测与药学研究"这一主题，以药品检验基础知识为切入点，由浅入深地阐述了光谱法在药品检验中的应用、色谱法在药品检验中的应用等，并系统地论述了药品的杂质检查等内容。此外，本书对临床药理学进行了实践探索，介绍了药物的相互作用、药物监测与安全警戒、生物药剂学等。本书内容翔实、条理清晰、逻辑合理，兼具理论性与实践性，适用于从事相关工作与研究的专业人员。

限于时间和水平，本书难免有不妥之处，敬请读者批评指正。

CONTENTS 目录

第一章　药品检验检测基础知识

第一节　药品检验的工作认识

一、药品检验的工作任务

药品是指用于预防、治疗、诊断人的疾病，有目的地调节人的生理机能并规定有适应证或功能主治、用法和用量的物质，包括中药、化学药和生物制品等。药品是一种关系人民生命健康的特殊商品，其质量特性包括有效性、安全性、稳定性、均一性、方便性、经济性。其中，有效性、安全性和稳定性为关键的质量特性，不具备这三种特性，便不能称为药品。药品质量的优劣，既直接影响到预防与治疗的效果，又关系到人民的健康与生命安危。因此，为了保障人民用药的安全和有效，对药品必须实行严格的控制和监管。

药品检验是依据药品质量标准，借助于一定的检测手段，对药品进行定性、定量分析，并将结果与标准规定比较，最终判断被检药品是否符合标准规定的活动。

在药品的研制、生产、贮藏、经营、临床使用等各个环节，为了确保药品质量，必须经过严格的检验。主要工作任务见表 1-1。

表 1-1　药品检验技术在药学领域中的工作任务

领域	工作任务（应用）
药品研发	结构分析与鉴定，有关物质研究，稳定性研究，体内样品分析与测定
生产过程	水及生产环境监测，原辅料检测，工艺跟踪监测，中药材及提取物质量分析，晶型粒度检测，溶出度检测，半成品、包装材料和成品的检测
贮藏、经营过程	定期考查质量变化
使用过程	临床药物监测，指导医生合理用药及个体化用药
监督管理	药品检验机构依法对药品实施检测，对药品的研制、生产、经营、使用进行全过程的监督管理

二、药品检验的分类

按照药品生产、经营与监督环节，将药品质量检验分为三类。

(一) 药品生产检验

药品生产检验分别由药品生产企业的车间化验室和中心化验室承担，车间化验室主要负责药品生产过程中中间产品的质量检验，中心化验室负责进厂原辅料、包装材料、工艺用水、成品的质量检验及质量稳定性考查。

(二) 药品验收检验

药品经营企业、医疗机构药学部门设置药品质量验收组，审查供货方的合法性及书面凭证，核对清点药品供货数量，检查内外包装、标签及说明书等，对于首次经营品种应进行全检。

(三) 药品监督检验

国家设有中国食品药品检定研究院 (简称中检院)，各省 (自治区、直辖市)、地级市和县级药品检验所，承担各辖区内的药品注册检验、委托检验、复核检验、审核检验等工作。进出口药品的检验由国家批准的口岸药品检验所承担。

三、药品检验的工作机构

《中华人民共和国药品管理法》规定 "药品必须符合国家药品标准"，不合格的药品不得出厂、销售、使用。药品在出厂前必须经药品生产单位的质量部门检验合格，才能在市场上销售。另外，药品监督管理部门设置的药品检验所，依法承担药品审批和药品质量抽查检验工作。因此，药品检验工作机构分为法定检验机构和非法定检验机构。

(一) 法定检验机构

法定检验机构主要包括中国食品药品检定研究院 (简称中检院)，各省 (自治区、直辖市)、地级市 (自治州、盟区) 和县 (县级市) 级药品检验所。进出口药品由口岸药品检验所按有关质量标准和合同规定进行检验。法定药品检验机构的检验报告书具有法律效力，应科学、公正，并能保证药品的质量和药品生产单位的正当权益。

(二)非法定检验机构

非法定检验机构，如药品生产企业的质量检验部门、药品经营部门的药品检验室、医院制剂部门的检验机构等，对消除生产不合格药品的隐患，保证药品在生产、经营、流通和使用各环节的质量起到了积极的作用。

四、药品检验的工作岗位

通常一个质检中心由天平室、一般化验室、标准溶液配制室、普通仪器室、精密仪器室、高温室、无菌室、微生物室、阳性对照室、特殊样品测试室、留样观察室、辅助区域(样品登记室、办公室、文件存放室)、其他区域(中药标本室、化学试剂库、实验动物房、分析用水制备室)等组成。依据药品检验工作职业标准，其工作职责见表1-2。

表1-2　药品检验的工作岗位和工作职责

工作岗位	工作职责
理化检验员	(1)负责解读药品质量标准，并制订理化检验项目操作规程。 (2)负责按规程拟订计划，进行标准溶液与滴定液的配制、标定、复标、保管和发放使用。 (3)负责按规程进行原料、中间产品、成品的取样、检验、记录、计算和判定。 (4)负责及时完成各项检测任务，并于规定的工作日内出具报告，精密度符合规定要求。 (5)自觉维护、保养各种检测仪器，并做好使用记录。 (6)负责标准品、对照品以及小型玻璃仪器的校正、正确使用及保存等工作。 (7)负责完成留样产品归档、汇总分析和稳定性考查。

续表

工作岗位	工作职责
仪器分析员	(1) 负责制订各种精密仪器操作规程。 (2) 负责规范使用精密分析仪器，完成原料、中间产品、成品的取样、检验、记录、计算和判定。 (3) 负责定期维护精密分析仪器。 (4) 仪器出现异常情况时，应及时解决和处理，做好详细记录并向质量负责人书面汇报。
生物检验员	(1) 负责按规程进行检定菌的接收、传代和保藏。 (2) 负责完成无菌、细菌内毒素、微生物限度、抗生素微生物检定，其他动物实验、生产用水以及生产环境中浮游菌、沉降菌、悬浮粒子的检测、记录并出具报告。

五、药品检验工作的职业要求

药品质量与人类的生存和健康息息相关。为了保障药品质量，保障人们的用药安全，在药物研发、生产、流通与使用过程中，必须对药品质量进行严格控制，同时规定药品生产企业、药品经营企业和医疗单位直接接触药品的工作人员必须每年进行健康检查。

作为一名药品检验工作人员，在日常检验中应遵守以下职业要求：

（1）树立"质量第一、质量为本"的工作意识，遵守药品检验各项管理制度，有效履行工作职责。

（2）熟练掌握药品检验基本知识和基本技能，能按照有关药品质量管理规定及时、有效地完成药品检测工作任务。

（3）具有精益求精、与时俱进的工作态度。

（4）具备良好的沟通与合作能力，能高效、高质地开展工作。

（5）具有科学严谨、实事求是、认真负责的工作作风，能实事求是地报告检测结果，不弄虚作假。

（6）具备果断处理异常质量问题的能力，能及时制止质量事故的发生，有效保证药品质量。

第二节　药品标准

一、药品质量标准

(一) 药品质量标准的概念

药品是特殊商品，其质量好坏直接影响到患者用药健康。为了保证药品的安全有效、稳定均一，国家必须制订统一的具有法律约束力的药品质量标准。

药品质量标准是国家对药品质量指标及检测方法所做的技术规定，是药品生产、经营、使用和行政、技术监督管理各部门应共同遵循的法定技术依据。《中华人民共和国药品管理法》规定"药品必须符合国家药品标准"，即符合药品质量标准的药品才能使用，不符合药品质量标准的药品不得作为次品或处理品来生产、销售和使用。

(二) 药品质量标准的分类

1.国家药品质量标准

国家药品质量标准包括《中华人民共和国药典》(简称《中国药典》) 和《中华人民共和国卫生部药品标准》或《国家食品药品监督管理局国家药品标准》(简称《部颁标准或局颁标准》)。

(1)《中国药典》。《中国药典》是由国家药典委员会编纂，经国家食品药品监督管理总局（CFDA）批准颁布实施，是国家监督管理药品质量的法定技术标准，是国家药品标准体系的核心，具有全国性的法律约束力。其收载的品种为疗效确切、应用广泛、批量生产、质量可控的药品。

(2)《部颁标准或局颁标准》。《部颁标准或局颁标准》与《中国药典》性质相似，具有法律约束力，同样属于国家药品质量标准，收载了国内已生产、疗效较好、应用广泛但尚未载入药典的品种。现有《中华人民共和国卫生部药品标准》中药成方制剂 1～20 册，其中 16 册与 18 册为保护品种；《中华人民共和国卫生部药品标准》新药转正标准 1～17 册；《国家食品药品监督管理局国家药品标准》新药转正标准 1～104 册；《国家食品药品监督管理局国家药品标准》国家中成药标准汇编（中成药地方标准升国家标准部分），按病种分册，如内科分册、肺科分册、外科分册等。

2. 临床研究用药品质量标准

临床研究用药品质量标准是为了临床用药的安全有效和临床试验的结论可靠，新药研制单位需制订一个临时性的药品质量标准，并应申请得到国家药品监督管理局的批准。此标准仅限在临床试验期间有效，并仅供研制单位与临床试验单位使用。

3. 药品注册标准

药品注册是指国家药品监督管理局根据药品注册申请人的申请，依照法定程序，对拟上市销售药品的安全性、有效性、质量可控性等进行系统评价，并决定是否同意其申请的审批过程。药品注册申请包括新药申请、已有国家标准的药品申请、进口药品申请和补充申请。

药品注册标准是指国家药品监督管理局批准给申请人特定药品的标准，生产该药品的药品生产企业必须执行该注册标准。

4. 暂行或试行药品标准

新药经临床试验或使用后，报试生产时所制订的药品质量标准称为"暂行药品标准"。该标准执行两年后，如果药品质量稳定，那么该药转为正式生产，此时的药品标准称为"试行药品标准"。该标准执行两年后，如果药品质量仍然稳定，那么经国家药品监督管理总局批准后转为国家药品标准。

5. 企业药品标准

企业标准为由药品生产企业自行制订并用于控制其药品质量的标准。它仅在企业内或系统内管理上有约束力，属于非法定标准，不对外公开。企业药品标准通常有两种情况：一种是检验方法尚不够成熟，但能达到某种程度的质量控制；二是检验方法高于法定标准，一般是增加了检验项目或提高了限度标准。企业药品标准在企业竞争及严防假冒等方面起到了重要作用。

（三）药品质量标准的制订和修订

药品质量的优劣直接影响到药品的安全性和有效性，关系到用药者的健康与生命安危。为了加强对药品质量的控制及行政管理，必须有一个统一的药品质量标准。在我国，负责国家药品标准制订和修订的部门是国家药典委员会。根据《药典委员会章程》第十七条：国家药典委员会是国务院药品监督管理部门负责药品标准工作的常设机构，负责组织编制与修订《中国药典》及其增补本；组织制订与修订国家药品标准以及药用辅料、直接接触药品的包装材料和容器的技术要求与质量标准等工作。

　　制订药品质量标准应遵循安全有效、先进性、针对性和规范性四项原则，并尽可能与国际标准接轨。制订并贯彻统一的质量标准，将对我国的医药科学技术生产管理、经济效益和社会效益产生良好的影响与促进作用，但一个药品的质量标准，随着科学技术和生产水平的不断发展与提高，也将相应地提高，如《中国药典》每五年修订一次，USP-NF 从 2002 年开始每年修订一次。因此，药品质量标准的制订和修订是一项长期不断完善的研究工作。

二、《中国药典》

(一)《中国药典》概况

　　《中华人民共和国药典》(简称《中国药典》)，英文为 Chinese Pharmacopoeia（ChP）。

　　《中国药典》是国家药品标准的重要组成部分，是药品研制、生产（进口）、经营、使用和监督管理等相关单位均应遵循的法定技术标准。新中国成立以来，我国已出版了十一版药典（1953、1963、1977、1985、1990、1995、2000、2005、2010、2015、2020 年版），其中 1953 年版为一部，1963年版开始分成一、二两部，2005 年版开始分为一、二、三部，2015 年版开始分为一、二、三、四部。最新版本为 2020 年版，是 2020 年 4 月 9 日经国家药品监督管理局会同国家卫生健康委员会批准颁布的，2020 年 12 月 30 日开始执行。按照国家《中华人民共和国标准化法》的规定，药品标准每五年应修订一次。《中国药典》官方网站为 http://www.chp.org.cn。《中国药典》各版收载品种情况见表 1-3。

表1-3 《中国药典》各版收载品种情况

版次	出版时间	分部	收载药品数量/种					执行时间	其他情况
			总计	一部	二部	三部	四部		
1	1953年	一部	531						1957年出版《中国药典》第一部增补本
2	1963年	二部	1310	643	667				一部记载"功能与主治",二部增加"作用与用途"
3	1977年	二部	1925	1152	773			1980.1.1	一部收载中药材,包括少数民族药材和成方
4	1985年	二部	1489	713	776			1986.4.1	1987年出版《中国药典》增补本,1988年出版第一部英文版《中国药典》
5	1990年	二部	1751	784	967			1991.7.1	1992年、1993年出版《中国药典》第一、二增补本,二部品种项下规定的"作用与用途"和"用法与用量"分别改为"类别"和"剂量"
6	1995年	二部	2375	920	1455			1996.4.1	1997年、1998年出版《中国药典》第一、二增补本,《药品红外光谱集》第一卷(1995年版)出版
7	2000年	二部	2691	992	1699			2000.7.1	2002年、2004年出版《中国药典》第一、二增补本,《药品红外光谱集》第二卷(2000年版)出版
8	2005年	三部	3214	1146	1967	101		2005.7.1	首次将《药品生物制品规程》并入药典,设为三部;2009年出版《中国药典》增补本;《药品红外光谱集》第三卷(2005年版)出版

版次	出版时间	分部	收载药品数量／种					执行时间	其他情况
			总计	一部	二部	三部	四部		
9	2010年	三部	4567	2165	2271	131		2010.10.1	配套出版《药品红外光谱集》第四卷（2010年版）、《中国药品检验标准操作规范》《国家药品标准工作手册》《药品检验仪器操作规程》《临床用药须知》《中药材显微鉴别彩色图鉴》《中药材薄层色谱彩色图集》（第一册、第二册）等
10	2015年	四部	5608	2598	2603	137	药用辅料270	2015.12.1	将上版药典附录整合为通则，并与药用辅料单独成卷作为《中国药典》四部；编制出版《药品红外光谱集》第五卷（2020年版）和《中国药典分析检测技术指南》（首次出版）
11	2020年	四部	5911	2711	2712	153	药用辅料335	2020.12.30	出版了《中国药典中药材薄层色谱彩色图集》《中国药典中成药薄层色谱彩色图集》等药典配套丛书

2.《中国药典》主要内容

《中国药典》（2020年版）由一部、二部、三部、四部及其增补本组成。其中，一部收载中药（药材、饮片、植物油脂和提取物、成方制剂和单味制剂），共2711种；二部收载化学药品、抗生素、生化药品以及放射性药品等，共2712种；三部收载生物制品153种；四部收载通用技术要求361个和药用辅料335种。

《中国药典》（2020年版）主要包括凡例、品名目次、品种正文、通用技术要求及索引。

（1）凡例。凡例是为正确使用《中国药典》，对品种正文、通用技术要求以及药品质量检验和检定中有关共性问题的统一规定和基本要求。《中国药典》（2020年版）一、二、三、四部均收载有凡例，二部药典凡例的标题有"总则""通用技术要求""品种正文""名称与编排""项目与要求""检验方法和限度""标准品与对照品""计量""精确度""试药、试液、指示剂""动物试验""说明书、包装与标签"12项，总共39项条款。

（2）品名目次。《中国药典》（2020年版）一、二、三、四部都收载有品名目次。品名目次是按笔画顺序排列的药品或辅料中文名，便于查阅正文内容。

（3）品种正文。品种正文是药典的主要内容，收载了各药品及药用辅料的质量标准。《中国药典》（2020年版）二部品种正文中，每一品种项下根据品种和剂型的不同，按顺序分别有以下几种：

① 品名。

② 有机药物的结构式。

③ 分子式与分子质量。

④ 来源或有机药物的化学名称。

⑤ 含量或效价规定。

⑥ 处方。

⑦ 制法。

⑧ 性状。

⑨ 鉴别。

⑩ 检查。

⑪ 含量测定或效价测定。

⑫ 类别。

⑬ 规格。

⑭ 贮藏。

⑮ 制剂。

⑯ 标注。

⑰ 杂质信息等。

其中，必检项目为【性状】【鉴别】【检查】【含量测定】。

（4）通用技术要求。通用技术要求是对各部药典制剂通则、通用检测方法、其他通则、指导原则等药品标准的共性要求进行了整合，并和药用辅料单独作为《中国药典》第四部。

《中国药典》（2020年版）四部收载通用技术要求361个，其中制剂通则38个、检测方法及其他通则281个、指导原则42个。

通用检测方法为各正文品种进行相同检查项目的检测时所应采用的统一的设备、程序、方法及限度等。其包括了一般鉴别试验、光谱法、色谱法、物理常数测定法、其他测定方法、限量检查法、特性检查法、生物检查法、生物活性测定法、中药其他方法、含量测定法等266种通用检测方法。

其他通则，如药材和饮片取样法，药材和饮片检定通则、炮制通则，药用辅料、制药用水、国家药品标准物质通则，标准物质及试液、试药相关通则（试药、试液、试纸、缓冲液、指示剂与指示液、滴定液、对照品、对照药材、对照提取物、标准品与对照品、原子量表等）共15项内容。

指导原则为执行药典、考查药品质量、起草与复核药品标准等而制订的指导性规定。"9000指导原则"项下，收载了原料药物与制剂稳定性试验、药物制剂人体生物利用度和生物等效性试验、药品晶型研究及晶型质量控制、药品质量标准分析方法验证、药品杂质分析、药物引湿性试验、非无菌产品微生物限度检查指导原则、注射剂安全性检查法应用、国家药品标准物质制备等42项内容。

（5）索引。《中国药典》（2020年版）二部除在正文前收载品名目次外，还在书末分了中文索引和英文索引，以便快速查阅有关内容。中文索引按汉语拼音顺序排列，英文索引按英文名称第一个英文字母顺序排列，以英文名和中文名对照形式排列。使用索引可以方便、快速地查阅与药典有关的内容。

第二章　光谱法在药品检验中的应用

第一节　概述

光和无线电广播的电磁波本质上是相同的，不同的是它们的波长。光是电磁波（又称电磁辐射）的一种表现形式，具有波动性和微粒性，即波粒二象性。

一、光的波动性

光的波动性用波长、波数和频率表示。

波长是在波的传播路线上由一个波的顶峰到下一个波的顶峰之间的线性距离，用 λ 表示，常用单位是 nm，$1nm=10^{-9}m$。

波数是 1cm 长度中所含光波的数目，即以厘米表示的波长的倒数，用 σ 表示，单位为 cm^{-1}。

频率是 1s 发出来的波的数目，单位是赫（Hz）。

二、光的微粒性

光是由大量粒子流组成的，这种粒子称为光子。光的微粒性用每个光子具有的能量 E 表示。E 的单位用焦（J）或电子伏特（eV）表示，$1eV=1.6022\times10^{-19}J$。

第二节　紫外－可见分光光度法

一、朗伯－比尔定律简介

朗伯（Lambert）和比尔（Beer）分别于 1760 年和 1852 年研究了含吸光

物质的物体对单色光吸收的强弱与吸光物质浓度和厚度间的关系。朗伯定律说明了光的吸收与物体厚度间的关系，比尔定律说明了光的吸收与吸光物质浓度间的关系，两定律合并即为朗伯 - 比尔（Lambert-Beer）定律，它是吸收光度法的基本定律。其数学表达式如下：

$$-\lg \frac{I}{I_0} = Elc \tag{2-1}$$

式中：I_0 为一束平行单色光通过含吸光物质的物体时入射光的强度；I 为透过光的强度；c 为光物质的改度；1 为物体厚度；I/I_0 称为透光率，用 T 表示。

透光率倒数的对数称为吸光度，用 A 表示。

$$A = \lg \frac{1}{T} = -\lg T \tag{2-2}$$

于是，朗伯 - 比尔定律表示如下：

$$A = -\lg T = Elc \tag{2-3}$$

式中，E 是吸收系数，其物理意义是吸光物质在单位浓度及单位厚度时的吸光度。在给定条件下（单色波长、溶剂、温度等），吸收系数是物质的特性常数。不同物质对同一波长的单色光有不同的吸收系数，可作为吸光物质定性分析的重要依据。吸收系数越大，说明检测灵敏度越高，又可作为吸光物质定量分析的依据。吸收系数通常有摩尔吸收系数和百分吸收系数两种表示方式。

（一）摩尔吸收系数

摩尔吸收系数用 e 或 EM 表示。其意义是在一定波长时，溶液浓度为 1mol/L、厚度为 1cm 时的吸光度。

（二）百分吸收系数

百分吸收系数又称比吸收系数，用 $E_{1cm}^{1\%}$ 表示。其意义是在一定波长时，溶液浓度为 1%（g/mL）、厚度为 1cm 时的吸光度。

两种吸收系数之间的关系如下：

$$\varepsilon = \frac{M}{10} \times E_{1cm}^{1\%} \tag{2-4}$$

式中，M 为吸光物质的摩尔质量。

根据朗伯 - 比尔定律，在厚度保持不变的情况下，物体的吸光度与其浓度之间的关系应是一条通过原点的直线，但是在实际操作中，由于化学或光学的因素影响，故而有可能发生偏离直线的现象。

二、紫外 – 可见分光光度计

紫外 - 可见分光光度计是在紫外或可见光区可任意选择波长测定物质吸光度的仪器。紫外 - 可见分光光度计的类型很多，但基本组成相似，主要由光源、单色器、吸收池、检测器、信号处理与显示器 5 部分组成。

(一) 光源

光源的作用是提供入射光。紫外 - 可见分光光度计对光源的要求是能提供发射强度足够大的、稳定的、具有连续光谱的光，而且光源发光面积小。紫外光区和可见光区通常使用氢灯 (或氘灯) 和钨灯 (或卤钨灯) 两种光源。

1. 氢灯或氘灯

氢灯或氘灯都是气体放电发光，能发射 150 ~ 400nm 波长范围的连续紫外光谱，用作紫外光区光源。由于玻璃能吸收紫外光，所以氢灯或氘灯的灯泡不能用玻璃制成，而必须具有石英窗或者用石英灯管制成。氘灯比氢灯价格贵，但是氘灯使用寿命和发光强度比氢灯高 2 ~ 3 倍，现在仪器多用氘灯。仪器必须配有稳压电源，以保证气体正常放电发光且保持仪器正常稳定的电流。

2. 钨灯或卤钨灯

钨灯又叫白炽灯，是最常用的可见光光源，是靠固体炽热发光，能发射 325 ~ 2500nm 波长范围的连续光谱，适用的波长范围是 350 ~ 1000nm，可用作可见光区和近红外光区光源。卤钨灯是在钨灯灯泡的钨丝中加入碘或溴的低压蒸气，这样能减少钨原子的蒸发而延长灯的寿命，且发光效率高，如目前国产 7230 型、754 型分光光度计，即采用卤钨灯做光源。由于电源电压的微小变动会使光源发光强度变化很大，所以为使光源发光强度稳定，仪器必须配备稳压电源。

(二) 单色器

单色器的作用是将来自光源的连续光谱按波长顺序色散并迅速准确地得到所需波长的光。单色器由狭缝、准直镜及色散元件组成。来自光源的连续光谱聚焦于进光狭缝，经准直镜形成平行光投射到色散元件上，色散元件使这些平行光按不同投射方向形成按一定波长顺序排列的光谱，再投射到准直镜上最终聚焦于出光狭缝，转动色散元件的方向可从出光狭缝分散出所需波长的单色光。

1. 狭缝

狭缝包括进光狭缝和出光狭缝，是仪器的精密部件，它们的宽度直接影响分光的效果。狭缝太宽，得到的单色光纯度低；狭缝太窄，则光的通过量少，降低了仪器检测灵敏度，并影响准确度。因此，使用仪器时要选用合适的狭缝宽度，以减小狭缝宽度时吸光度值不再改变的宽度为宜。

2. 准直镜

准直镜是以狭缝为焦点的聚光镜，其作用是将进入进光狭缝的光变成平行光，经色散元件色散后又将其聚焦于出光狭缝。用凸透镜做准直镜，耐用但有色差；一般用镀铝抛物柱面反射镜（因为铝面对紫外光的反射率高），但铝面易受损，注意保护。

3. 色散元件

色散元件有棱镜、反射光栅或者两者组合。其作用是将准直镜投射的连续平行光谱色散成单色光。以前的仪器多用棱镜，现多用光栅。棱镜的材料有玻璃和石英两种，因其对不同波长的光有不同的折射率而使棱镜有色散作用。棱镜的色散作用随波长的改变而变化，棱镜分光得到的光谱按波长排列是不均的，在长波长处排列紧密，而在短波长处排列疏松。光栅是利用狭缝衍射后光的干涉作用使不同波长的光有不同的方向而使光栅有色散作用。用作紫外光区的光栅用铝面做反射面。光栅分光得到的光谱按波长排列是均匀分布的。

(三) 吸收池

吸收池又叫比色皿或比色杯，用来盛放空白溶液和试样溶液，由无色透明、厚度均匀、耐腐蚀的光学玻璃或石英制成。一般为长方体 (也有圆鼓形或其他形状)，其底部和两侧为毛玻璃，另外两侧为光学透光面。光学玻璃吸收池只能用于可见光区测定，石英吸收池既可用于紫外光区测定，也可用于可见光区测定。吸收池的规格以光程计，常用的规格有 0.5cm、1.0cm、2.0cm、3.0cm 及 5.0cm 等。出厂前吸收池都经过检验配套，使用时盛空白溶液和试样溶液的吸收池应相互匹配，即应有相同的厚度与透光率，通常操作时也可使用同一吸收池盛放空白溶液和试样溶液。为减小实验误差，在定量测定时要求吸收池要有准确的厚度或使用同一吸收池。使用吸收池时两个光学面易受损，注意保护光学面。在实际操作时，手只能接触两侧毛玻璃，不能接触光学面；光学面受脏物污染后用擦镜纸轻轻擦干；使用含腐蚀玻璃的溶液时最好用石英吸收池，且不可长时间存放溶液；吸收池使用后立即用清水冲洗干净，倒扣于擦镜纸上吸干水后存放。不能加热或烘烤吸收池。

(四) 检测

检测器是一种光电换能器，是利用光电效应把接收到的光信号转变成电信号的元件，其输出电信号的大小与透过光的强度成正比。常用的检测器有光电池、光电管、光电倍增管、光电二极管阵列检测器等。

1. 光电池

光电池是一种光敏半导体，当光照射时能产生光电流，在一定范围内光电流与光照射强度成正比，可直接用微电流计测量。光电池分硅光电池和硒光电池两种。硒光电池只能用于可见光区测定，而硅光电池既可用于可见光区测定，又可用于紫外光区测定。光电池不需外接电源和放大装置，可直接测量电流，且价廉耐用，但是由于其内阻小，不适于弱光的测量，只能用于低廉仪器。

2. 光电管

光电管是由一个光敏阴极和丝状阳极组成的真空 (或充少量惰性气体) 二极管。阴极凹面镀有一层对光敏感的碱金属、碱金属氧化物或两者混合物，被光照射时即发射电子。当阴、阳两极间存在电位差时，电子流向阳极运动而产生电流。目前，国产光电管有紫敏光电管和红敏光电管 2 种。紫敏光电管为铯阴极，适用波长范围为 200 ~ 625nm；红敏光电管为银氧化铯阴极，适用波长范围为 625 ~ 1000nm。

3. 光电倍增管

光电倍增管是检测弱光常用的检测器，它的原理和光电管相似，结构上在阴极和阳极之间多了几个倍增级（一般是 9 个）。阴极遇光发射的电子经 9 个倍增级后电子数目大大增加，被阳极吸收，产生较强的电流。光电倍增管不仅响应快而且仪器检测灵敏度高。

4. 光电二极管阵列检测器

光电二极管阵列检测器是由一系列光电二极管紧密排列在硅晶片上组成的，每一个二极管相当于单色器中的出光狭缝。一般二极管阵列由几百或上千个二极管组成。二极管数目越多，检测器分辨率越高。

(五) 信号处理与显示器

检测器输出的电信号很弱，需经放大以一定形式显示出来。显示器分为电表指示、数字显示、荧光屏显示、结果打印及曲线扫描等。显示方式有吸光度与透光率，有的还可转换成浓度、吸收系数等。新型的紫外 - 可见分光光度计的信号显示器大多采用微型计算机，能将检测器输出的信号输入计算机，再配合专用的工作站进行数据处理并显示在计算机屏幕上。它既可进行仪器自动控制、自动分析，又可记录样品的吸收曲线，进行数据处理，并提高了仪器的精确度、灵敏度和稳定性。

三、紫外 - 可见分光光度法在鉴别和杂质检查中的应用

紫外 - 可见分光光度法可用于有机化合物的定性分析。多数有机化合物因为存在 π 键（不饱和键）而产生紫外吸收。分子中具有 π 键结构而能产生紫外吸收的原子团称为生色团。饱和烃类本身无紫外吸收能力，引入生色团后，就生成有吸收紫外能力的化合物。不同化合物的吸收光谱曲线及特征数据不同，据此可以对纯物质进行定性鉴别及纯度检查。

(一) 定性鉴别

利用紫外 - 可见分光光度法进行定性鉴别一般是将样品的吸收光谱特征与标准品的吸收光谱特征或者文献所记载的标准吸收光谱特征进行比较。如果两者吸收光谱完全相同，则可能为同一种物质；如果两者吸收光谱存在差别，则肯定不是同一种物质。因此，利用紫外 - 可见分光光度法进行定性鉴别存在一定的局限性，还需要其他方法的进一步鉴定。

1. 对比吸收光谱特征数据

常用的吸收光谱特征数据是样品的吸收峰所在的波长 (最大吸收波长)。有时样品有多个吸收峰，因此也存在多个最大吸收波长。另外，吸收谷和肩峰也可作为吸收光谱特征数据。不同的物质可能会有相同的最大吸收波长，但是它们的摩尔吸收系数常有明显差别。分子中含有相同吸光基团的同系物，它们的最大吸收波长和摩尔吸收系数可能会很接近，但是由于它们的摩尔质量不同，它们的百分吸收系数可能会有较大的差别，据此也可以进行定性鉴别。例如，含有 3- 酮基、4- 烯键的甾体激素类药品 (如黄体酮、睾酮、皮质激素及其衍生物)，它们在无水乙醇中测定的最大吸收波长都在 $240 \pm 1nm$ 范围内，摩尔吸收系数也大多在 $(1.5 \sim 1.7) \times 10^4$，但百分吸收系数在 $350 \sim 600$ 范围内，通过对比百分吸收系数可以鉴别该类药品。

2. 对比吸光度 (或吸收系数) 的比值

如果样品有多个吸收峰，可在不同吸收峰或吸收谷处测定吸光度，用它们的比值作为鉴定依据。由于是用同一浓度的样品和同一厚度的吸收池测定吸光度，吸光度比值亦即吸收系数的比值。因此，利用对比吸光度 (或吸收系数) 的比值可以对物质进行定性鉴别。如《中国药典》2015 年版二部中对维生素 B_{12} 的鉴别方法之一即采用该法。每 1mL 约含 25μg 的维生素 B_{12} 水溶液在 278nm、361nm 与 550nm 波长处有最大吸收，规定在 361nm 波长处的吸光度与 278nm 波长处的吸光度的比值应为 1.70 ~ 1.88；在 361nm 波长处的吸光度与 550nm 波长处的吸光度的比值应为 3.15 ~ 3.45。另外，烟酰胺的鉴别采用峰谷吸光度比值法。《中国药典》2015 年版二部规定 20μg/mL 的烟酰胺的水溶液在最小吸收波长 245nm 处的吸光度与最大吸收波长 262nm 处的吸光度的比值应为 0.63 ~ 0.67。

对比吸收光谱曲线只用上述两种方法进行定性鉴别时，不能发现吸收光谱曲线中其他部分的差异。因此，可将试样溶液与标准溶液配成相同浓度，在同一条件下分别绘制吸收光谱，并进行对比或者将试样溶液的吸收光谱与文献记载的标准光谱进行对比。如果两光谱完全一致，则试样与标准品可能为同一物质；如果两光谱存在差异，则试样与标准品肯定不是同一物质。如醋酸可的松、醋酸氢化可的松、醋酸泼尼松的最大吸收波长、摩尔吸收系数及百分吸收系数都非常接近，但是它们的吸收光谱曲线存在差别，据此可以进行定性鉴别。

（二）纯度检查

1. 杂质检查

若某纯化合物在紫外 - 可见光区没有明显的吸收峰，而杂质有明显的吸收峰，可在杂质的最大波长处测定样品的吸光度；如果存在吸收，则说明化合物中存在该杂质。如乙醇和环己烷中可能含少量苯，苯的最大吸收波长在256nm 处，而乙醇和环己烷在该波长处均无吸收，因此可在256nm 处测量吸光度；如果有吸收，说明存在苯杂质。即使乙醇中含苯量小于0.001%，也可被检出。

某纯化合物在紫外 - 可见光区的某一波长处有明显的吸收峰，而杂质在该波长处无吸收或吸收很弱，如果存在该杂质，则该化合物的吸收系数将变小；相反，如果杂质在该波长处有很强的吸收，则该化合物的吸收系数将变大，并且杂质的存在会使化合物的吸收光谱变形。以上这些也可作为杂质检查的依据。

2. 杂质的限量检查

药品中杂质的存在可能影响药效，有的甚至产生毒副作用。因此，有时需进行杂质的限量检查。例如，肾上腺酮是合成肾上腺素的中间体。如果反应不够完全，就会被带入肾上腺素产品中，成为杂质，这将影响肾上腺素的疗效。为此，需要控制肾上腺酮的量。在0.05mol/L 的盐酸溶液中，肾上腺素和肾上腺酮的紫外吸收曲线显著不同——在肾上腺酮吸收峰310nm 处，肾上腺素几乎无吸收。因此，在该波长处测定肾上腺素溶液的吸光度，规定其吸光度不超过某一数值，则可控制肾上腺酮的量。另外，杂质的限量有时还可用峰谷吸光度的比值来控制。如碘磷定有很多杂质，它们在碘磷定的最大吸收波长 294nm 处几乎无吸收，但在碘磷定的吸收谷 262nm 处有吸收。因此，可利用碘磷定的峰谷吸光度比值来控制杂质量。已知碘磷定纯品的峰谷吸光度比值（A_{294nm}/A_{294nm}）为 3.39，如果碘磷定中存在杂质，则在 262nm 有吸收，峰谷吸光度比值将变小。可规定其峰谷吸光度比值不超过某一数值来控制杂质量。

四、紫外－可见分光光度法在定量分析中的应用

紫外 - 可见分光光度法是进行定量分析中最广泛使用的、最有效的方法之一。利用该方法可检测微量组分，且准确度高。根据朗伯 - 比尔定律，在吸收池厚度一定的情况下，在某一波长处，样品的吸光度与样品浓度成正比。因此，在一定波长下测得样品的吸光度即可得出样品的浓度。通常在溶剂和其他组分不存在干扰的情况下，选择样品的最大吸收波长作为测定波长。如果溶剂或其他组分本身有吸收，则选择溶剂或其他组分吸收较弱波段处的波长作为测定波长。用紫外 - 可见分光光度法对样品进行定量分析主要采用以下几种方法。

（一）吸收系数法

根据朗伯－比尔定律 $A=Elc$，在已知吸收池厚度和吸收系数的情况下，根据测定的吸光度可以计算样品浓度，并可计算样品中待测组分的含量。

（二）校正曲线法

校正曲线法又称标准曲线法或工作曲线法，它是紫外 - 可见分光光度法中最经典的方法，也是简便易行的方法。此法对仪器的要求不高，适用于单色光不纯的仪器及大批量样品的定量分析。

测定时先配制一系列不同浓度的标准溶液，在相同条件下从低浓度到高浓度依次测定吸光度，然后以标准溶液的浓度作横坐标、相应的吸光度作纵坐标绘制标准曲线或者计算吸光度对浓度的回归方程。再在相同条件下测定样品溶液的吸光度，根据标准曲线或者回归方程求得样品溶液的浓度。

(三) 对照法

测定时先配制与样品溶液浓度相当的对照品溶液，将对照品溶液与样品溶液在相同条件下测定吸光度，则根据朗伯 - 比尔定律得：

$$A_样 = Elc_样 \quad A_标 = Elc_标 \tag{2-5}$$

由于两溶液是在同一条件下测定，所以 E 和 l 值都相同，即有：

$$\frac{A_样}{c_样} = \frac{A_标}{c_标} \tag{2-6}$$

所以

$$c_样 = \frac{A_样 \times c_标}{A_标} \tag{2-7}$$

根据以上公式可求得样品溶液的浓度。

对照法进行定量分析操作简便。在标准溶液浓度与吸光度线性关系良好，且标准曲线尽量过原点的情况下可采用对照法。若在样品稀释后测定吸光度，计算时还应考虑稀释倍数。

(四) 差示分光光度法

差示分光光度法简称 ΔA 法，其优点是能消除样品的背景及其他组分干扰。差示分光光度法的测定原理如下：

取 2 份相等的样品溶液，分别制成不同的溶液环境 (如在其中一份中加酸或者碱，改变 pH；或者在其中一份中加入能与样品发生某种化学反应的试剂)。在上述两种环境中，样品以不同的形式存在 (如分子型与离子型、氧化型与还原型等)，它们的吸收光谱有明显差异。然后将 2 份溶液分别稀释至相同浓度，一份置样品池中做样品溶液，另一份置参比池中做参比溶液，在适当的同一波长处测定其吸光度的差值 (ΔA 值)。在样品溶液的一定浓度范围内，ΔA 值与浓度 c 之间呈线性关系。假设样品的两种存在形式在该波长处 (以溶剂做参比溶液) 的吸光度分别为 A_x 和 A_s，背景及其他干扰组分的吸光度为 A_d，且 A_d 不受溶液环境改变的影响，则有：

$$\Delta A = A_样 - A_参比 = (A_x + A_d) - (A_s + A_d) = A_x - A_s = \varepsilon_x lc - \varepsilon_s lc = (\varepsilon_x - \varepsilon_s)lc \tag{2-8}$$

式中，ε_x、ε_s、l 均为常数。

由此可知 ΔA 值与样品浓度 c 之间呈线性关系，并消除了 A_d 的干扰。

如复方硫酸软骨素滴眼液中尿囊素的含量测定方法即采用了差示分光光度法：取样品适量，一份用硼酸氧化钾缓冲液（pH8.0）稀释，作为溶液 ①；另取等量样品溶液，用硼酸氧化钾缓冲液（pH9.4）稀释，作为溶液 ②。按照分光光度法，在 225nm 波长处，以溶液 ① 为参比测定溶液 ② 的吸光度。用对照法测定样品中尿囊素的含量。

第三节　红外吸收光谱法

红外分光光度法是在 $4000 \sim 400cm^{-1}$ 波数范围内测定物质的吸收光谱，用于化合物的鉴别、检查或含量测定的方法。除部分光学异构体及长链烷烃同系物外，几乎没有两个化合物具有相同的红外光谱，据此可以对化合物进行定性和结构分析；化合物对红外辐射的吸收程度与其浓度的关系符合朗伯 - 比尔定律，是红外分光光度法定量分析的依据。

一、基本原理

（一）红外吸收光谱

当用一束具有连续波长的红外光照射某一物质时，该物质会吸收某些波长的红外光，并将光能转变为分子的振动能或转动能。记录物质对红外光的吸收曲线而进行定性、定量分析的方法，称为红外分光光度法。红外吸收曲线即为红外吸收光谱。

物质吸收红外光必须具备的条件：一是红外辐射能恰好相当于物质振动能级跃迁所需的能量，二是物质与红外辐射间发生振动耦合作用。只有那些具有偶极矩变化的分子才有可能发生振动耦合，才有可能吸收红外辐射。红外光谱是分子的振动 - 转动光谱。红外吸收光谱一般以波长（A/pm）或波数（σ/cm^{-1}）为横坐标，相应的百分透光率（T）为纵坐标来绘制曲线，即 T-λ 曲线或 T-σ 曲线。

红外光谱的横坐标都有两个标度，即波长（A）与波数（σ），但以一个为主(等距),光栅光谱波数等距,棱镜光谱多数波长等距。为了防止 T-σ 曲线在高波数区(短波长)过分扩张,一般用两种比例尺,多以 2000cm⁻¹ (5μm)为界。

(二) 分子振动与红外吸收

双原子分子的振动可以看作谐振子。振动频率 v (以波数表示,cm⁻¹)与相关量的关系见式(2-9)。

$$v = \frac{1}{2\pi c}\sqrt{\frac{k}{m}} \tag{2-9}$$

式中,c 为光速,单位 m/s; k 为化学键的力常数,单位 N/m; m 为折合质量,单位 g。

$$m = \frac{m_A m_B}{m_A + m_B} \tag{2-10}$$

式中,m_A、m_B 为原子 A、B 的质量,单位 g。

多原子分子的振动比较复杂,但任何一个复杂的振动都可以看作若干不同频率的谐振动的叠加(称为简正振动)。简正振动的数目与分子自由度有关,由 n 个原子组成的线性分子振动自由度为 3n-5,非线性分子振动自由度为 3n-6。

分子的振动形式分为两大类——伸缩振动和弯曲振动。伸缩振动指成键原子沿着价键的方向来回地相对运动。在振动过程中键长变化而键角并不发生改变,如碳氧双键、碳氢单键及碳氮三键之间的伸缩振动。伸缩振动又可分为对称伸缩振动和反对称伸缩振动,分别用 v_s 和 v_{as} 表示。两个相同的原子和一个中心原子相连时,如—CH₂—,其伸缩振动有对称伸缩振动(v_s)和反对称伸缩振动(v_{as})。弯曲振动(又称变形振动)指原子垂直于价键方向的振动,根据弯曲振动是否在一个平面内而分为面内弯曲振动(δ)和面外弯曲振动(γ)。面内弯曲振动包括剪式振动(δ_s)和平面摇摆振动(ρ),面外弯曲振动包括面外摇摆振动(ω)和扭曲变形振动(τ)。

同一种键型,其反对称伸缩振动的频率大于对称伸缩振动的频率,远远大于面内弯曲振动的频率,即 $v_{as} > v_s \gg \delta$,而面内弯曲振动的频率又大于面外弯曲振动的频率。几类常见官能团的特征频率见表 2-1。

表 2-1　官能团与特征频率相关表

波数 /cm⁻	波长 / μ	振动类	基团或化合物
3750 ~ 3200	2.50 ~ 3.13	v_{OH} 、 v_{NH}	醇、酰胺、酚、有机酸、伯胺、仲胺
3310 ~ 3000	3.02 ~ 3.33	$v_{=CH} > v_{=CH} \approx v_{ArH}$	炔、烯、芳香族化合物
3000 ~ 2700	3.33 ~ 3.70	v_{CH}	甲基、亚甲基、次甲基、醛
2500 ~ 2000	4.00 ~ 5.00	$v_{X=Y}$ 、 $v_{X=Y=Z}$	炔、腈、丙二烯、叠氮化物、硫氰酸盐 (酯)
1870 ~ 1550	5.35 ~ 6.45	$v_{C=O}$	酯、醛、酮、酸酐、酰胺、酰卤
1690 ~ 1500	5.92 ~ 6.67	$v_{C=C}$ 、 $v_{C=N}$ 、 $v_{NO_2}^{as}$ 、 δ_{NH}	烯、胺、芳香环、硝基化合物
1490 ~ 1150	6.71 ~ 8.70	δ_{CH} 、 δ_{OH}	甲基、亚甲基、羟基
1310 ~ 1020	7.63 ~ 9.80	v_{CO}	醇、酚、醚、酯
1000 ~ 665	10.00 ~ 15.04	$\gamma = CH$	烯、芳香族
850 ~ 500	11.76 ~ 20.00	v_{CX} 、 ρ_{CH_2}	有机卤化物、亚甲基 n ≥ 4

　　并非每个基本振动形式都能够在红外光谱图中出现一个红外吸收峰，只有发生偶极矩变化的振动才能够引起可观察的红外谱带，实际上吸收峰的数目远小于理论计算的振动数目。

(三) 红外吸收光谱的有关概念

1. 基频峰与泛频峰

　　分子吸收一定频率的红外辐射。振动能级由基态跃迁到第一激发态时，这种跃迁的吸收频率称为基频，所产生的吸收峰称为基频峰。

　　分子振动能级由基态直接跃迁到第二激发态、第三激发态等激发态时，这种跃迁的吸收频率称为倍频，所产生的吸收峰称为倍频峰。这种跃迁产生的吸收一般都是弱峰。除倍频峰外，有些弱峰还由两个或多个基频峰的和或差产生，分离称为合频峰和差频峰。 $v_1 + v_2 + \ldots\ldots$ 峰称为合频峰，$v_1 - v_2 - \ldots\ldots$ 峰称为差频峰。倍频峰、合频峰及差频峰统称为泛频峰。泛频峰多为弱峰，一般在图谱上不易辨认。

2. 特征峰与相关峰

特征吸收峰是可用于鉴别官能团存在的吸收峰，简称特征峰，其对应的频率称为特征频率。例如，烯烃的主要特征峰为 $v_{=CH}$（3100～3000cm^{-1}）、$v_{C=C}$（1650～1540cm^{-1}）、$\gamma_{=CH}$（1000～650cm^{-1}）等峰。

一个官能团有多种振动形式，产生多个吸收峰，有时还能够观测到各种泛频峰，这些相互依存而又相互佐证的吸收峰互称为相关峰。用一组相关峰来确定一个官能团的存在，是红外光谱的一条重要原则。有时因与其他峰重叠或峰太弱，并非所有的峰都能够被观测到，但必须找到主要的相关峰才能够确认官能团的存在。

3. 特征区与指纹区

波数在 4000～1330cm^{-1}（波长为 2.5～7.5μm）的区域称为特征谱带区，简称特征区。这个区域内的吸收峰比较稀疏，每个谱带与基团的对应关系比较明确，便于基团的鉴定。

波数在 1330～667cm^{-1}（波长为 7.5～15μm）的区域称为指纹区。分子结构上的细微变化，在该谱带区都会引起谱带的明显变化，对确定有机化合物时用处很大。因此，区谱带特别密集，犹如人的指纹，故称指纹区。

二、红外光谱仪

目前使用的红外光谱仪主要有色散型红外光谱仪和干涉分光型红外光谱仪。

(一) 色散型红外光谱仪

棱镜式和光栅式的红外光谱仪都是色散型的光谱仪。色散型双光束红外光谱仪大多数采用光学零位平衡系统。它主要由光源、单色器、吸收池、检测器和记录系统5部分组成。

1. 光源

红外光谱仪中所用的光源要求发射高强度的连续红外辐射，常用的是能斯特灯（Nernst glower）或硅碳棒。能斯特灯是用氧化锆、氧化钇和氧化钍等的混合物烧结而成的中空棒或实心棒，高温下能导电并发射红外线，但在室温下不能够导电，因此在工作之前要预热。它的优点是发射强度高、使用寿命长、稳定性较好；缺点是价格比硅碳棒贵、机械强度差、稍受压或扭动易损坏、操作不如硅碳棒方便。硅碳棒是由碳化硅烧结而成，一般制成两端粗中间细的实心棒。碳棒在室温下能够导电，工作前不需要预热。

2. 吸收池

红外光谱仪所用的吸收池有气体池和液体池，气体池主要用于气体样品和易挥发的液体样品的分析，液体池主要用于液体样品的分析。由于中红外光不能透过玻璃和石英，因此红外吸收池是一些无机盐晶体材料，常用可透过红外光的 KBr、NaCl、CsI、KRS-5（THI58%，TIBr42%）等材料制成窗片。用 KBr、NaCl、CsI 等材料制成的窗片需注意防潮。

3. 单色器

单色器由色散元件、准直镜和狭缝构成。它的作用是把通过吸收池而进入入射狭缝的复合光分解成为单色光照射到检测器上。色散元件常用复制的闪耀光栅。由于闪耀光栅存在次级光谱的干扰，因此需要将光栅和用来分离次级光谱的滤光器或前置棱镜结合起来使用。

4. 检测器

常用的红外检测器有高真空热电偶、测热辐射计和高莱池。高真空热电偶应用最多，应用范围为 $2 \sim 50 \mu m$。它是利用不同导体构成回路时的温差电现象，将温差转变为电位差。测热辐射计是利用热感元件的电阻随温度的变化而变化来实现对辐射强度的测量。高莱池是一种灵敏度较高的气体检测器，它是利用改变可伸屈膜的曲率来改变射到光电管上的光线强度。

5. 记录系统

由记录仪自动记录图谱。色散型红外光谱仪的工作原理是：自光源发出的光对称地分为两束，一束为样品光束，透过样品池；另一束为参比光束，透过参比池后通过光楔，交替落到检测器上。在光学零位系统里，只要两束光的强度不等，就会在检测器上产生与光强差成正比的交流信号电压。

色散型红外分光光度计的光学设计与双光束紫外 - 可见分光光度计很相似，但有一个明显的区别：前者的参照和试样室总是放在光源和单色器之间，后者则是放在单色器的后面。试样置于单色器之前，一是因为红外辐射没有足够的能量引起试样的光化学分解，二是可使抵达检测器的杂散辐射量

(来自试样和吸收池)减至最小。

(二)傅里叶变换红外光谱仪

傅里叶变换红外光谱仪与其他红外光谱仪的区别在于用迈克尔逊干涉计代替光栅单色器，用计算机对干涉图进行傅里叶变换处理，可得到红外吸收光谱图。这种仪器的特点是灵敏度极高和扫描速度极快，没有狭缝的限制，光通过量大，波数准确，对弱信号和微量样品的测定具有很大的优越性。

傅里叶变换红外光谱仪是由红外光源(硅碳棒、高压汞灯)、干涉仪(迈克耳逊干涉仪)、试样插入装置、检测器、计算机和记录仪等部分构成。

傅里叶变换红外光谱仪与色散型红外光谱仪的主要区别在于干涉仪和电子计算机两部分。其核心部分为迈克耳逊干涉仪，它将光源来的信号以干涉图的形式送往计算机进行傅里叶变换的数学处理，最后将干涉图还原成光谱图。

三、试样的制备

混合物的吸收光谱为各纯组分光谱的叠加。为了便于分析，一般样品需先进行分离和纯化，尤其必须干燥；游离水的存在不但干扰试样的测定，而且还会腐蚀样品池的盐窗。另外，试样的浓度和测试厚度也应选择适当，以使光谱图中大多数峰的透射比在 10% ~ 80% 范围内。

(一)固体试样

固体样品的制样方法有压片法、薄膜法和糊状法，其中应用较广泛的是压片法。在此仅介绍压片法。通常在红外干燥灯下，取 0.5 ~ 2mg 样品和 100 ~ 200mg 干燥的 KBr 或 KCl 粉末置于玛瑙乳钵中，研细，使粒度小于 2.5μm，混匀，加入压模内，在压片机上边抽真空边加压，至压强约为 18MPa，维持 10min，使样品与 KBr 形成厚约 1mm 的透明薄片，然后进行测定。压片法操作简便，没有溶剂、糊剂的吸收干扰，能一次性完整地获得样品的吸收光谱。样品浓度和薄片易于控制，可用于定量分析，但不稳定的化合物不宜使用压片法。由于 KBr 或 KCl 易于吸收水分，所以在制样过程中要尽量避免水分的影响，而且要求 KBr 或 KCl 为光谱纯。

(二) 液体试样

1. 夹片法

取 1～2 滴液体样品置于盐片间，使之形成一层薄薄的液膜，进行直接测试。样品厚度一般为 0.01～0.1mm。该法的优点是方法简单，而且光谱中没有溶剂吸收的干扰，适用于高沸点及不易清洗的样品进行定性分析，但缺点是样品厚度不易重复。

2. 溶液法

一般液体试样及有合适溶剂溶解的固体试样均可注入固体池中进行测定。所选用的溶剂除了对溶质应有较大的溶解度外，必须具有对红外光透明、不腐蚀池窗材料、对溶质不发生强的溶剂效应等特点。常用的溶剂有四氯化碳、二硫化碳、三氯甲烷及环己烷等。

四、应用示例

作为药物鉴别的方法之一，红外光谱法有其独特的优势。

(1) 专属性强——几乎所有的药物都有自己特征的红外光谱。

(2) 突出整体性——红外光谱提供整个药物的结构信息，而化学鉴别只针对某一类药物或某一种药物的某一功能基团。

(3) 应用范围广——适用于固体、液体和气体药物。

(4) 多种制备方法，如压片法、糊剂法、薄膜法、溶液法及衰减全反射法等。

(5) 符合药物鉴别仪器化、专属性及简便快速的发展方向。

(6) 仪器的普及率高，操作简单快速。

红外吸收光谱法可用于分子结构的基础研究 (测定分子键角、键长，推断分子的立体结构等) 以及化学组分的定量与定性分析，但应用最广的还是有机化合物的结构鉴定。依据红外吸收光谱的峰位、峰强及峰形来判断化合物的类别，推测某种基团的存在，进而推断未知化合物的结构。

第三章 色谱法在药品检验中的应用

第一节 概述

一、色谱法的发展、特点和分类

(一)色谱法的由来及发展

色谱法（chromatography，又称层析）始创于 20 世纪初。俄国植物学家茨维特（Tswett）将植物色素的石油醚浸取液倒入填充有碳酸钙（色谱法中称作固定相）的直立玻璃管中，浸取液中的色素被碳酸钙吸附，通过加入石油醚（色谱法中称作流动相）冲洗，色素中各组分互相分离，形成各种不同颜色的色带，"色谱"二字由此得名。这就是最初的色谱法。现在，色谱法不仅可用于有色物质的分离，而且还大量用于无色物质的分离。虽然"色谱"已失去原来的意义，但是仍被沿用至今。

20 世纪三四十年代，相继出现了薄层色谱法（thin-layer chromatography，TLC）和纸色谱法（paper chromatography，PC）。50 年代气相色谱法（gas chromatography，GC）兴起，使色谱法能够在分离的同时进行定性和定量分析，奠定了现代色谱法的基础。1956 年，Golay 提出了开管色谱柱理论，次年产生了毛细管色谱分析法。20 世纪 60 年代推出了气相色谱 - 质谱（GC-MS）联用技术，有效弥补了色谱法定性特征差的弱点。20 世纪 70 年代高效液相色谱（highpressure chromatography，HPLC）的问世，为难挥发、热不稳定及高分子样品的分析提供了有力手段，扩大了色谱的应用范围。目前，已成熟应用了高效液相色谱 - 质谱（HPLC-MS）联用技术。20 世纪 80 年代初出现了超临界流体色谱法，兼有 GC 与 HPLC 的部分特点。20 世纪 80 年代末发展起来的高效毛细管电泳法（high-performance capillary electrophoresis，HPCE）对生物大分子的分离具有独到优点，已成为生命科学研究中的重要分析手段。

(二) 色谱法的特点

色谱法分离原理主要是利用物质在流动相与固定相之间的分配系数的差异而实现分离。色谱法与光谱法的主要区别在于色谱法是先将混合物中各组分分离,而后逐个分析,而光谱法不具备分离功能。因此,色谱法是分析混合物最有力的手段。这种方法的主要特点有以下几点。

1. 分析效能高

色谱法能在较短的时间内对组成复杂、性质相近的混合物进行分离和测定。

2. 灵敏度高

色谱法可用于痕量分析,所需样品量少。

3. 分析速度快

色谱法一般只需数分钟就可完成一个试样的测定。

4. 应用范围广

色谱法几乎可以分析所有的化学物质。

(三) 色谱法的分类

色谱法从不同的角度有不同的分类。

1. 按两相所处状态分类

按两相所处状态分类,色谱法可分为液相色谱法、气相色谱法、超临界流体色谱法。

(1) 液相色谱法 (liquid chromatography, LC)。其流动相为液体,故称为液相色谱法。按照固定相的状态不同,可分为液-固色谱法 (LSC) 与液-液色谱法 (LLC)。

(2) 气相色谱法 (GC)。其流动相为气体,故称为气相色谱法。按固定相的状态不同,又分为气-固色谱法 (GSC) 与气-液色谱法 (GLC)。

(3) 超临界流体色谱法 (supercritical fluid chromatography, SFC)。超临界流体是指在高于临界压力和临界温度时物质的一种状态,性质介于液体和气体之间。以超临界流体为流动相,固体吸附剂 (硅胶) 或键合到载体 (或毛细管壁）上的高聚物等为固定相的色谱法，叫作超临界流体色谱法。

2.按操作形式分类

按操作形式分类，色谱法分为柱色谱法和平面色谱法。

（1）柱色谱法（column chromatography）。柱色谱法是将固定相装于柱管内构成色谱柱，色谱过程在柱内进行。

（2）平面色谱法（planar chromatography）。平面色谱法是色谱过程在固定相构成的平面状分析层内进行的色谱法，包括纸色谱法（PC）、薄层色谱法（TLC）等。纸色谱法可用滤纸作为载体，吸附的水作为固定相，而薄层色谱法是将固定相涂在玻璃板或铝箔板等板上。

二、色谱流出曲线和相关概念

（一）色谱流出曲线

在色谱法中，当样品加入后，样品中各组分随着流动相的不断向前移动而不断在两相间进行分配。如果各组分的分配系数不同，就有可能得到分离。

分配系数小的组分滞留在固定相中的时间短，在柱内移动的速度快，先流出柱子；分配系数大的组分滞留在固定相中的时间长，在柱内移动的速度慢，后流出柱子。分离后的各组分经检测器转换成电信号而记录下来，得到一条信号随时间变化的曲线，称为色谱流出曲线。曲线上凸起部分就是色谱峰，理想的色谱峰为正态分布曲线。

（二）流出曲线相关术语

1.基线

操作条件稳定后，没有试样通过时检测器所反映的信号 - 时间曲线称为基线，如图 3-1（O-O'）所示。一段时间内基线随时间的缓缓变化称为漂移。

2.峰高（h）

峰高指色谱峰顶与基线之间的垂直距离。

3.峰面积

峰面积指色谱曲线与基线间包围的面积。

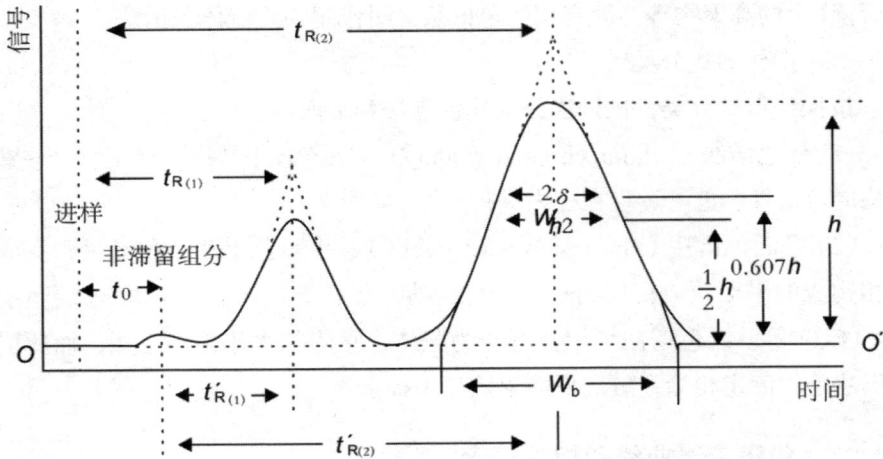

图 3-1　理想的色谱流出曲线

4. 色谱的区域宽度

色谱的区域宽度通常用 3 种方法来表示。

（1）标准偏差（σ）。为正态分布曲线上拐点间距离的 1/2。对于正常峰，为 0.607 倍峰高处色谱峰宽度的 1/2，如图 3-1 所示。

（2）半（高）峰宽（$W_{h/2}$）。峰高一半处的色谱峰宽度。半峰宽与标准偏差的关系如下：

$$W_{h/2} = 2.354\sigma \tag{3-1}$$

（3）峰宽（W_b）。通过色谱峰两侧的拐点作切线，切线与基线交点间的距离为峰宽，如图 3-1 中 W_b 所示。峰宽与标准偏差的关系如下：

$$W_b = 4\sigma = 1.699W_{h/2} \tag{3-2}$$

（三）保留值与比移值

保留值与比移值系在色谱分离过程中，试样中各组分在色谱柱内滞留行为的指标。

1. 保留时间

保留时间包括死时间、保留时间、调整保留时间。

（1）死时间（t_0）。死时间指分配系数为零的组分，即不在固定相滞留的组分从进样开始到色谱峰顶所对应的时间 (保留时间)，如图 3-1 中 t_0 所示。

（2）保留时间（t_R）。保留时间指从进样到柱后出现待测组分浓度最大值时 (色谱峰顶点) 所需要的时间，如图 3-1 中 $t_{R(1)}$、$t_{R(2)}$ 所示。可以将保留时间理解为待测组分流经色谱柱时，在两相中滞留的时间和。保留时间与固定相和流动相的性质、固定相的量、柱温、流速和柱体积有关。

（3）调整保留时间（t_R'）调整保留时间指扣除死时间后的组分保留时间，如图 3-1 中的 $t_{R(1)}'$、$t_{R(2)}'$ 所示。可以将 t_R' 理解为某组分因在固定相滞留，比非滞留组分在柱中多停留的时间。

$$t_R' = t_R - t_0 \tag{3-3}$$

如果操作条件一定，调整保留时间仅与组分的性质有关，是定性的基本参数之一。

2. 保留体积

保留体积包括死体积、保留体积及调整保留体积。

（1）死体积（V_0）。由进样器至检测器的流路中，未被固定相占据的空隙的体积称为死体积 (导管空间、色谱柱中固定相间隙、检测器内腔空间总和)。当流动相流速为 F_0 时，它与死时间的关系如下：

$$V_0 = t_0 \times F_0 \tag{3-4}$$

（2）保留体积（V_R）。保留体积指在气相色谱中从进样到柱后出现待测组分浓度最大值时所通过的流动相体积。它与保留时间的关系如下：

$$V_R = t_R \times F_0 \tag{3-5}$$

（3）调整保留体积（V_R'）。调整保留体积指扣除死体积后的保留体积，即

$$V_R' = V_R - V_0 = t_R' \times F_0 \tag{3-6}$$

在一定的实验条件下，V_R、V_R' 与流动相流速无关（$t_R \times F_0$ 及 $t_R' \times F_0$ 为一常数）。

3. 相对保留值（r_{21}，又称选择性因子）

相对保留值指组分 2 和组分 1 的调整保留值之比。

$$r_{21} = \frac{t'_{R_2}}{t'_{R1}} = \frac{V'_{R_2}}{V'_{R_1}} \qquad (3\text{-}7)$$

相对保留值的特点是只与温度和固定相的性质有关，与色谱柱及其他色谱操作条件无关。它反映了色谱柱对待测组分1和组分2的选择性，是气相色谱法中最常使用的定性参数。

4. 比移值

比移值包括比移值和相对比移值。

（1）比移值（R_f值）。对于平面色谱通常用比移值（R_f值）代替保留值。R_f值表示各组分斑点在薄板上的位置，即组分斑点移动距离与流动相移动距离之比。

$$R_f = \frac{a}{c} \qquad (3\text{-}8)$$

式中，a为原点到斑点中心的距离，单位 cm；c为原点到溶剂前沿的距离，单位 cm。

当R_f值为0时，表示组分留在原点未被展开，即组分完全不溶于流动相，不随流动相移动；当R_f值为1时，表示组分完全不被固定相保留。所以，只有比值在0～1之间时，多组分才有可能分开，最佳范围为0.3～0.5。一定的色谱条件下，组分的R_f值是一常数；结构和极性各不相同的物质，其R_f值也不同。因此，利用R_f值可以对物质进行定性鉴别。

（2）相对R_f值（R_r）。由于影响R_f值的因素很多，很难得到重复的R_f值，而相对比移值R_f的重现性和可比性均比R_f值好。

$$R_r = \frac{a}{b} \qquad (3\text{-}9)$$

式中，a为原点到样品组分（A）斑点中心的距离，单位 cm；b为原点到参考物质（B）斑点中心的距离，单位 cm。

组分A和参考物质B是在同一色谱平面上、同一展开条件下所测得的。于参考物质与组分在完全相同的条件下展开，能消除系统误差。因此，R_r的重现性和可比性均比R_f好。在R_f定性时，必须有参考物质作对照；参考物质可以是加入试样中的纯物质，也可以是试样中的某一已知组分。R_r值与R_f值的范围不同，R_r值可大于1，也可小于1。

(四) 拖尾因子（T）

在很多情况下色谱峰都是非对称峰，主要有以下几种情况。

1. 前延峰

前延峰是前沿平缓、后沿陡峭的不对称色谱峰。

2. 拖尾峰

拖尾峰是前沿陡峭、后沿拖尾的不对称色谱峰。

3. 分叉峰

分叉峰是两组分没有完全分开而重叠在一起的色谱峰。

4. "馒头"峰

"馒头"峰是形状矮而胖的峰。

正常色谱峰与不正常色谱峰可用拖尾因子（T）来衡量。T 在 0.95 ~ 1.05 之间为对称峰，小于 0.95 为前延峰，大于 1.05 为拖尾峰。T 的计算公式如下：

$$T = \frac{W_{0.05h}}{2d_1} \tag{3-10}$$

式中，$W_{0.05h}$ 为 0.05 峰高处的峰宽，d_1 为峰极大至峰前沿之间的距离。

(五) 理论板数

理论板数源于塔板理论，是衡量色谱柱分离效能（柱效）的参数。塔板理论是将色谱柱比拟成蒸馏塔，在类似于一个塔板的一小段色谱柱内，组分在流动相和固定相之间的分配过程被看作气液平衡过程，流动相在色谱柱中的移动过程为阶跃式推进。

色谱柱长（L）、塔板高度（H）与理论板数（n）三者的关系如下：

$$n = \frac{L}{H} \tag{3-11}$$

根据塔板理论，可以推导出理论板数与色谱参数之间的关系如下：

$$n = 16\left(\frac{t_R}{W_b}\right)^2 = 5.54\left(\frac{t_R}{W_{h/2}}\right)^2 \tag{3-12}$$

(六) 分离度 (R)

分离度又称分辨率, 是衡量分离效果的参数, 用相邻两色谱峰峰尖距离对峰宽均值的倍数表示。其定义式如下:

$$R = \frac{t_{R_2} - t_{R_1}}{\dfrac{W_1 + W_2}{2}} = \frac{2\left(t_{R_2} - t_{R_1}\right)}{W_1 + W_2} \tag{3-13}$$

式中, t_{R1}、t_{R2} 为组分 1、组分 2 的保留时间, W_1、W_2 为组分 1、组分 2 色谱峰的峰宽。

设色谱峰为正常峰, 且 $W_1 = W_2 = 4\sigma$。若 $R = 1$, 峰尖距 (Δt_R) 为 4σ。此种分离状态称为 4σ 分离, 峰基略有重叠, 裸露峰面积在 95.4%; 若 $R = 1.5$, 峰尖距为 6σ, 称为 6σ 分离, 裸露面积 $\geqslant$ 99.7%。在做定量分析时, 为了能获得较好的精密度与准确度, 应使 $R \geqslant 1.5$, 即通常所称的基线分离。

三、分配系数与保留行为的关系

(一) 分配系数 (K)

色谱分离是基于样品组分在固定相和流动相之间反复多次的分配过程。这种分配过程常用分配系数和容量因子来描述。

分配系数是在一定温度和压力下, 达到分配平衡时, 组分在固定相 (s) 与流动相 (m) 中的浓度 (c) 之比。

$$K = \frac{c_s}{c_m} \tag{3-14}$$

式中, c_s 为组分在固定相中的浓度, c_m 为组分在流动相中的浓度。

在不同的色谱分离机制中, K 有着不同的物理学意义: 在吸附色谱法中为吸附系数, 在离子交换色谱法中为选择性系数 (或称交换系数), 在凝胶色谱法中为渗透参数。分配系数与组分、流动相和固定相的热力学性质有关, 也与温度、压力有关。

(二) 容量因子 (k)

容量因子是在一定温度和压力下，达到分配平衡时，组分在固定相和流动相中的质量之比，即

$$k = \frac{m_s}{m_m} = \frac{c_s V_s}{c_m V_m} = K \frac{V_s}{V_m} \tag{3-15}$$

式中，V_m 为色谱柱中流动相的体积，近似等于死体积，单位 mL；V_s 为柱中固定相的体积，单位 mL。

容量因子不仅与温度和压力有关，而且还与固定相和流动相的体积有关。

(三) 保留时间与分配系数和容量因子的关系

组分在固定相和流动相中的质量比也可以理解为组分在固定相和流动相中滞留的时间比，即

$$k = \frac{t_R'}{t_0} \tag{3-16}$$

又

$$t_R = t_0(1 + k) = t_0 \left(1 + \frac{K V_s}{V_m} \right) \tag{3-17}$$

上式是色谱法的基本公式之一，表示保留时间与分配系数和容量因子的关系。同理，对于平面色谱有如下关系：

$$Rf = \frac{m_m}{m_m + m_s} = \frac{1}{1 + \frac{m_s}{m_m}} = \frac{1}{1 + k} = \frac{1}{1 + \frac{K V_s}{V_m}} \tag{3-18}$$

四、定性和定量分析

(一) 定性分析

色谱定性分析的目的是确定待测试样的组分以及各色谱峰所代表的化合物。由于各种物质在一定的色谱条件下均有确定的保留时间，因此保留值

可作为一种定性指标。但是不同物质在同一色谱条件下，可能具有相似或相同的保留值，因此不能仅根据保留值对一个完全未知的样品定性。应在了解样品的来源、性质、分析目的的基础上，对样品组成做初步的判断，再结合下列的方法则可确定待测试样的组分以及各色谱峰所代表的化合物。

1. 保留值法

在一定的色谱条件下，一个未知物只有一个确定的保留值。因此，将未知物在相同的色谱条件下的保留值与对照品进行比较，若两者相同，则未知物与对照品可能为同一物质；反之，则可排除两者为同一物质的可能。

2. 相对保留值法

相对保留值是指组分与参考物质调整保留值的比值。在一定色谱条件下，将测得的相对保留值与对照品或文献相应值进行比较，若两者相同，则可能为同一物质。相对保留值仅随固定液及柱温变化而变化，与其他条件无关。通常选择与被测组分的保留行为相近，并且易得到纯品的物质做参考物质。

3. 加入对照品增加峰高法

当两组分的保留值相近、不易区分时，可将对照品加到试样中，如果峰高增加而半峰宽并没有相应地增加，则说明两者可能是同一物质。如果有新峰或在未知峰上出现不规则形状（如分叉等），则说明两者并非同一物质。

4. 其他方法

（1）与化学方法配合进行定性分析。

（2）利用检测器的选择性进行定性分析。

（3）与其他仪器联用定性。

（4）利用文献上的保留指数。

（二）定量分析

色谱法的定量分析常用内标法和外标法。

1. 内标法

内标法是将一定量的纯物质作为内标物加入准确称取的供试品和对照品中，分别记录对照品溶液中内标物和对照品的峰面积或峰高、供试品溶液中内标物和待测组分的峰面积或峰高，根据有关数据求出被测组分的含量。

计算过程如下：

先根据对照品溶液的数据计算校正因子 (f)。

$$f = \frac{\dfrac{A_S}{c_s}}{\dfrac{A_R}{c_R}} \tag{3-19}$$

式中，A_S 为内标物质的峰面积或峰高；A_R 为对照品的峰面积或峰高；c_s 为内标物质的浓度，g/mL。

再根据供试品溶液的数据计算出待测组分的浓度。

$$c_X = f \times \frac{A_X}{\dfrac{A_S'}{c_S'}} \tag{3-20}$$

式中，c_X 为待测组分的浓度，单位 g/mL；A_S' 为内标物质的峰面积或峰高；c_S' 为内标物质的浓度，单位 g/mL；A_X 为待测组分的峰面积或峰高。

内标法的关键是选择合适的内标物，它必须符合下列条件：

（1）内标物应是试样中原来不存在的纯物质，性质与被测物相近，不能与样品发生化学反应，能完全溶解于样品中。

（2）内标物的峰位置应尽量靠近被测组分的峰，或位于几个被测物峰的中间，并与这些色谱峰完全分离。

（3）内标物的质量应与被测物质的质量接近，能保持两者色谱峰面积相接近。

内标法的优点是：进样量不必准确，操作条件稍有变化对结果影响不大。因此，定量结果比较准确，适宜于低含量组分的分析。

内标法的主要缺点是：需要选择合适的内标物，而且每次分析都要准确称量内标物和待测样品的重量；在样品中加入一个内标物对分离度的要求更高。

2. 外标法

此法可分为标准曲线法和对照法（外标—点法）。

（1）标准曲线法。标准曲线法是配制一系列已知浓度的标准溶液，在同一操作条件下，取一定量标准溶液注入色谱仪，测量其峰面积（或峰高），做出峰面积（或峰高）与浓度的标准曲线。然后在相同条件下，注入同量的供试品溶液，测得待测组分的峰面积（或峰高），根据标准曲线或其回归方程，计算供试品中待测组分的浓度。标准曲线法的截距通常应为零，若不等于零，说明存在系统误差。标准曲线的截距为零时，可用对照法定量。

（2）对照法。对照法是用一种浓度的对照品溶液对比测定样品溶液中组分 X 的含量。精密称（量）取对照品与供试品，分别配制成对照品溶液（c_R）和供试品溶液（c_X），分别精密吸取一定量注入色谱仪，记录色谱图，测量对照品的峰面积（A_R）和供试品待测成分的峰面积（A_X）（或峰高），用下式（3-21）计算样品中 X 组分的含量。

$$c_X = c_R \times \frac{A_X}{A_R} \tag{3-21}$$

外标法方法简便，但此法的准确性受进样重复性和实验条件稳定性的影响。此外，为了降低外标法的实验误差，配制对照品溶液的浓度应尽量与待测组分的浓度相近。

五、灵敏度、噪声与检测限

（一）灵敏度

灵敏度（sensitivity）又称响应值或应答值，是用来评价检测器质量或比较不同类型检测器时的重要指标；通常用单位浓度或单位时间内单位质量的某组分通过检测器所产生的响应值来表示。

（二）噪声

无样品通过检测器时，由仪器本身和工作条件等的偶然因素引起的基线起伏称为噪声（noise，N）。噪声通常分为两种，即短时噪声和长时噪声。短时噪声是指基线的快速小幅振动，长时噪声一般指在以分钟计的周期内的基线波动。短时噪声和长时噪声可发生重叠。噪声的大小用噪声带（峰-峰值）的宽度来衡量。

（三）检测限

检测限（detectability，D）系指试样中被测物能被检测出的最低量。通常用某组分的峰高恰为噪声的2～3倍时单位时间内流动相引入检测器中该组分的质量或单位体积流动相中所含该组分的量来表示。若低于此限，组分峰将被噪声淹没而检测不出来。

与灵敏度相比，检测限能够更全面地反映检测器的性能。因为信号可以被放大器任意放大，使灵敏度增高，但噪声也同时被放大，弱信号仍然很难辨认。

第二节　气相色谱法

气相色谱法（GC）是以气体为流动相的色谱方法。据固定相的聚集状态不同，气相色谱法分为气固色谱法（GSC）及气液色谱法（GLC）。按分离原理，气固色谱属于吸附色谱，气液色谱属于分配色谱。

气相色谱法具有以下特点：

（1）分离效率高。气相色谱柱具有较高的分离效能，能够在较短的时间内同时分离和测定极为复杂的混合物。它对极性极为相似的烃类异构体、同位素等有很强的分离能力，能分离沸点十分接近的复杂混合物。例如，用空心毛细管柱一次可以将汽油中的200多个组分进行分离。

（2）灵敏度高。使用高灵敏度的检测器，如电子捕获检测器可以检测出10^{-13}～10^{-11}g的痕量物质。因此，气相色谱法可以在取用很少样品量的情况下，检测出样品中的微量或痕量物质。

（3）分析速度快。相对于化学分析法，一般情况下，完成一个气相色谱分析周期只需几分钟到几十分钟的时间，某些快速分析甚至仅需几秒钟。随着电子计算机技术的推广和应用，色谱操作及数据处理完全自动化，分析周期更短。

（4）应用范围广。气相色谱法不仅可以分析气体，还可以分析液体和固体；不但可分析有机物，也可分析无机物，还可用于制备高纯物质，纯度可达 99.99%。

气相色谱法的不足之处在于不能直接分析在操作温度下不易挥发或易分解的物质，同时由于色谱法的局限性，不能直接对未知样品进行定性分析。这些需要其他分析方法辅助或配合才能实现。

一、气相色谱仪

气相色谱仪是完成气相色谱分离分析的一种装置。气相色谱仪型号、种类繁多，但各类仪器的基本原理、结构都是相似的。气相色谱仪一般都由载气源、进样部分、色谱柱、柱温箱、检测器和数据处理系统组成。进样部分、色谱柱和检测器的温度均应根据分析要求适当设定。

(一) 载气源

气相色谱法的流动相为气体，称为载气（carrier gas），可由高压瓶或高纯度气体发生器提供，经过适当的减压装置，以一定的流速经过进样器和色谱柱。可用作载气的气体较多，如氢气、氦气、氩气、氮气和二氧化碳等，应用最多的是氢气、氮气和氦气。

1. 氢气

用作载气的氢气，其纯度要求在 99.99% 以上。氢气易燃、易爆，在使用时应特别注意。由于氢气的相对分子质量小，热导系数大，黏度小等特点，在使用热导检测器时，常采用它作为载气。在氢火焰离子化检测器中，氢气是必用的燃烧气。氢气的来源除氢气高压钢瓶外，还可以采用由电解水的原理得到氢气的氢气发生器。

2. 氮气

用作载气的氮气纯度也要求在 99.99% 以上。氮气的扩散系数小，因此可以得到较高的柱效，常用作除热导检测器外的其他几种检测器的载气。氮气热导系数小，使热导检测器的灵敏度较低，不宜采用。

3. 氦气

氦气热导系数大，黏度小，使用安全，可用于热导和氢火焰离子化检测器。

载气的净化一般由一根内装净化剂的金属管或塑料管组成的净化器连

接在气路中，内装活性炭或分子筛，除去载气中的杂质。若载气的湿度大，还可串联硅胶净化管，以便同时除去载气中的水分。

载气流量控制为使载气流速保持相对稳定，通常将减压阀、流量调节阀（针形阀或稳压阀）和流量计串联使用，以便控制、测量载气的流速。

（二）进样部分

进样方式一般可采用溶液直接进样、自动进样或顶空进样。

溶液直接进样采用微量注射器、微量进样阀或有分流装置的汽化室进样。采用溶液直接进样或自动进样时，进样口的温度应高于柱温 $30 \sim 50℃$。进样量一般不超过数微升。柱径越细，进样量应越少。采用毛细管柱时，一般应分流以免过载。

顶空进样适用于固体和液体供试品中的挥发性组分的分离和测定。将固态或液态的供试品制成供试液后，置于密闭小瓶中，在恒温控制的加热室中加热至供试品中的挥发性组分在非气态和气态达至平衡后，由进样器自动吸取一定体积的顶空气，注入色谱柱中。

顶空进样在达到气液平衡后就可以获得分配系数 K，而 K 受温度、压力、盐浓度等因素影响。当需要定量分析挥发性有机溶剂时，有些样品不适合直接进样或为减少样品前处理时间及提高分析效率时，常采用顶空进样；同时，顶空进样适合于痕量有机化合物或低浓度需要浓缩时的样品测定。

（三）色谱柱

色谱柱是色谱仪的核心部件，决定了色谱的分离性能。色谱柱由固定相与柱管组成，按柱粗细可分为一般填充色谱柱及毛细管色谱柱两类。填充柱的材质为不锈钢或玻璃，内径 $2 \sim 4mm$，柱长 $1 \sim 5m$，内装吸附剂、高分子多孔小球或涂渍固定液的载体，粒径 $0.25 \sim 0.18mm$、$0.18 \sim 0.15mm$ 或 $0.15 \sim 0.125mm$。常用载体为经酸洗并硅烷化处理的硅藻土或高分子多孔小球，常用固定液有甲基聚硅氧烷、聚乙二醇等。毛细管柱的材质为玻璃或石英，内壁或载体经涂渍或交联固定液，内径一般为 $0.25nm$、$0.32nm$ 或 $0.53mm$，柱长 $5 \sim 60m$，固定液膜厚 $0.1 \sim 5.0 \mu m$，常用固定液有甲基聚硅氧烷、不同比例组成的苯基甲基聚硅氧烷、聚乙二醇等。新填充柱和毛细管柱在使用前需老化以除去残留溶剂及低分子量的聚合物；色谱柱如长期未用，使用前应老化处理，使基线稳定。与一般填充色谱柱相比，毛细管色谱柱具有渗透性好、柱效高、易实现气相色谱 - 质谱联用等优点，但柱容量小、定量重复性较差。

（四）柱温箱

由于柱温箱稳定的波动会影响色谱分析结果的重现性，柱温箱的精度应在 ±1℃，且温度波动小于每小时 0.1℃。温度控制系统分为恒温和程序升温 2 种。

（五）检测器

适合气相色谱法的检测器有火焰离子化检测器（FID）、热导检测器（TCD）、氮磷检测器（NPD）、火焰光度检测器（FPD）、电子捕获检测器（ECD）和质谱检测器（MS）等。火焰离子化检测器对碳氢化合物响应良好，适合检测大多数的药物；氮磷检测器对含氮、磷元素的化合物灵敏度高；火焰光度检测器对含磷、硫元素的化合物灵敏度高；电子捕获检测器适用于含卤素的化合物；质谱检测器还能给出供试品某个成分相应的结构信息，可用于结构确证。除另有规定外，一般用火焰离子化检测器，用氢气做燃气、空气作助燃气。在使用火焰离子化检测器时，检测器的温度一般应高于柱温，并不得低于 150℃，以免水汽凝结，通常为 250 ~ 350℃。

（六）数据处理系统

数据处理系统可分为记录仪、积分仪以及计算机色谱工作站等，如今当然是计算机色谱工作站的天下。各品种项下规定的色谱条件，除检测器种类、固定液品种及特殊指定的色谱柱材料不得改变外，其余如色谱柱内径和长度、载体牌号、粒度、固定液涂布浓度、载气流速、柱温、进样量及检测器的灵敏度等均可适当改变，以适应具体品种并符合系统适用性试验的要求。

二、气相色谱的固定相

色谱分离是在色谱柱中完成的，而分离效果主要取决于柱中固定相的性质。分离对象的多样性决定了没有某一种固定相能够满足所有试样的分离需要。因此，对于不同的被分离对象，需要根据其性质选择适当的固定相。

(一) 气固色谱固定相

气固色谱固定相有吸附剂、高分子多孔微球和化学键合相等。

1. 吸附剂

常用吸附剂有石墨化炭黑、硅胶、氧化铝和分子筛等。吸附剂多用于永久性气体及低分子量化合物的分离分析，在药物分析上远不如高分子多孔微球用途广。

2. 高分子多孔微球

高分子多孔微球是一种人工合成的新型固定相。该固定相有如下优点：无有害的吸附活性中心，极性组分也能获得正态峰；无流失现象，柱寿命长；具有强疏水性能，特别适于分析混合物中的微量水分；粒度均匀，机械强度高，具有耐腐蚀性能；热稳定性好，最高使用温度为 $200 \sim 300\,℃$。

3. 化学键合相

化学键合相是新型气相色谱固定相，具有分配与吸附两种作用，传质快、柱效高、分离效果好、不流失及柱寿命长，但价格较贵。

(二) 气液色谱固定相

气液色谱固定相由于具有较高的可选择性而受到普遍重视。气液色谱固定相是在小颗粒表面涂敷一薄层固定液构成，故可分为固定液和载体两部分。

1. 固定液

固定液一般是一些高沸点、难挥发的有机化合物，在操作温度下为液态，在室温时为固态或液态。对固定液的要求是：在操作温度下呈液态且蒸气压低；固定液对样品中各组分有足够的溶解能力，分配系数较大；选择性能高，两个沸点或性质相近的组分的分配系数比不等于1；稳定性好，固定液与样品组分或载体不产生化学反应，高温下不分解；黏度小，凝固点低。

按照化学分类法，气液色谱固定相可分为烃类、硅氧烷类、醇类和酯类等。

2. 固定液的选择

如果被测组分与固定液分子的极性接近，根据相似相溶原理，被测组分与固定液分子间的作用力强，在固定液中的溶解度大，即分配系数大，则保留时间长。通常根据相似相溶原理对固定相进行选择。

3. 载体

一般载体是化学惰性的多孔性微粒。特殊载体如玻璃微珠，是比表面积大的化学惰性物质，但并非多孔。对一般载体的要求是：比表面积大，孔穴结构好；表面没有吸附性能（或很弱）；不与被分离物质或固定液起化学反应；热稳定性好，粒度均匀，有一定的机械强度，等等。常用的载体为硅藻土型载体，是由天然硅藻土经煅烧等处理而获得的具有一定粒度的多孔性固体微粒。

三、气相色谱检测器

气相色谱检测器是把色谱柱后流出物质的信号转换为电信号的一种装置。检测器按信号记录方式不同，可分为微分型检测器和积分型检测器。积分型检测器是测量各组分积累的总和，响应值与组分的总质量成正比，色谱图为台阶形曲线，阶高代表组分的总量。微分型检测器的响应与流出组分的浓度或质量成正比，绘出的色谱峰是一系列的峰。色谱仪的灵敏度高低主要取决于检测器性能的好坏。根据检测原理不同，气相色谱检测器又可分为浓度型检测器和质量型检测器。浓度型检测器测量的是载气中某组分浓度瞬间的变化，即检测器的响应值和组分的浓度成正比，如热导检测器和电子捕获检测器。质量型检测器测量的是载气中某组分单位时间内进入检测器的含量变化，即检测器的响应值和单位时间内进入检测器某组分的量成正比，如火焰离子化检测器和火焰光度检测器等。气相色谱仪的检测器已有30余种之多，下面介绍3种最常用的检测器。

（一）热导检测器

热导检测器（thermal conductivity detector，TCD）是利用被检测组分与载气热导率的差别来响应的浓度型检测器，具有构造简单、测定范围广、稳定性好、线性范围宽、样品不被破坏等优点。TCD是一种通用型检测器，但灵敏度低。该检测器是由热导池以及电气线路组成。热导池本身又由热丝热敏元件和金属池体构成。

热导池由一块不锈钢块加入热敏元件（热丝）构成。热敏元件由钨丝或铼钨丝等制成。它们的电阻率高、电阻温度系数大，故称为"热敏"元件。工作时，载气从热丝周围流过并带走热量。元件本身因通有稳定的直流电流而发热，当发出的热量等于带走的热量时，热丝因其有恒定的温度和阻值而处于热平衡状态。当载气中含有被色谱柱分离开的被测组分时，由于不同的气体具有不同的热导系数，故该组分流过热丝时会改变热丝的散热条件而使它的温度发生变化，继而导致热丝本身电阻阻值发生相应的变化。如果把热丝元件连接在惠斯登（Wheatstone）电桥线路中，那么这个阻值的变化就会改变桥路平衡状态，从而输出一个电压信号。这样就实现了把载气中某物质组分浓度的变化转变成一个电信号的变化。

（二）氢火焰离子化检测器

氢火焰离子化检测器（flame ionization detector, FID）利用有机物在氢火焰的作用下化学电离而形成离子流，通过测定离子流强度进行检测。

有机化合物进入氢火焰，在燃烧过程中直接或间接产生离子。收集极（阳极）与极化环（阴极）间具有电位差，使离子在收集极与极化环间做定向流动，形成离子流。离子流强度与进入检测器中组分的量及分子中的含碳量有关。因此，在组分一定时，测定电流（离子流）强度可以对组分进行定量。

化学电离理论能较好地解释烃类的离子化机制。该理论认为有机物在氢火焰中先形成自由基，而后与氧反应产生正离子，再与水反应生成水合氢离子，由这些离子形成的离子流产生电信号。

在没有有机物通过检测器时，氢气燃烧也能产生极微弱的离子流，此电流称为检测器的本底。在有微量有机物引入检测器后，电流急剧增加，电流大小与有机物引入的量成正比。在两极间接上一高电阻，并使高电阻的两端与微电流放大器的输入端并联。微小的电流产生变化即能产生很大的电压变化，经放大器放大，然后由记录器记录电压随时间的变化，得到色谱流出曲线。

FID 具有灵敏度高、响应快、线性范围宽等优点，是目前最常用的检测器之一。

（三）电子捕获检测器

电子捕获检测器（electron capture detector，ECD）利用电负性物质捕获电子的能力，通过测定电子流进行检测。ECD 具有灵敏度高、选择性好的特点，但其线性范围窄，分析重现性较差，是一种选择型检测器，是目前分析痕量电负性有机化合物最有效的检测器，对含卤素、硫、氧、羰基及氨基等的化合物有很高的响应，特别适合于农产品和蔬菜中农药残留量的检测。ECD 可检测出 10^{-14}g/mL 的 CCl_4，但对无电负性的物质（如烷烃等）几乎无响应。

电子捕获检测器内有一个圆筒状 β - 射线放射源（2Ni 或 H），放射源贴在阴极壁上，内腔中央的不锈钢棒做正极，在两极间施加直流或脉冲电压。

载气（Ar 或 N_2）在 β 放射源放出的 β 粒子轰击下而离子化，形成了次级电子和正离子。在电场的作用下，初级和次级电子定向向阳极运动，并为阳极所收集，产生约 $10^{-9} \sim 10^{-8}$A 的基始电流（基流），在记录器上产生一条平直的基线。当载气携带电负性组分进入检测器时，电负性化合物捕获自由电子，形成稳定的负离子，再与载气电离产生的正离子结合成中性化合物，使基流下降，产生信号。

（四）检测器的性能指标

对检测器性能的要求主要有 4 个方面：灵敏度高；稳定性好，噪声低；线性范围宽；死体积小，响应快。

第三节　高效液相色谱法

高效液相色谱法（HPLC）是 20 世纪 70 年代迅速发展起来的一项高效、快速的分离分析技术，又被称为"高压液相色谱""高速液相色谱""高分离度液相色谱"及"近代柱色谱"等。高效液相色谱是色谱法的一个重要分支，以液体为流动相，采用高压输液系统，将具有不同极性的单一溶剂或不同比例的混合溶剂、缓冲液等流动相泵入装有固定相的色谱柱；在柱内各成分被分离后，进入检测器进行检测，从而实现对试样的分析。HPLC 对样品的适用性广，不受样品的挥发性和热稳定性的限制，被广泛应用于生命科学、食品科学、药物研究以及环境监测等领域。

一、高效液相色谱仪

典型的高效液相色谱仪的结构系统一般可分为 4 个主要部分——输液系统、进样系统、检测系统和分离系统，还附有梯度洗脱、自动进样、组分收集及数据处理等辅助系统。储液器中储存的流动相经过过滤后由高压泵输送到色谱柱入口。当采用梯度洗脱时，一般需用二元泵或四元泵系统来完成输送。样品由进样器注入流动相系统，而后送到色谱柱进行分离。分离后的组分由检测器检测，输出信号供给数据处理装置。如果需收集组分做进一步分析，则在检测器出口将样品组分收集起来。现将输液系统、进样系统和检测系统等主要部件简述如下。

(一) 输液系统

高压输液泵是高效液相色谱的关键部件之一，其功能是将溶剂储存器中的流动相以高压形式连续稳定送入液路系统，使样品在色谱柱中完成分离过程。在高效液相色谱中为了提高柱效而使用粒度很小的固定相（$< 10 \mu m$）。流动相高速通过时，将产生很高的压力，其工作压力范围为（$150 \sim 350$）$\times 10^5 Pa$。因此，高压、高速是高效液相色谱的显著特点。对高压输液泵来说，应具有如下性能：流量精度高且稳定，一般要求相对标准差（RSD）小于 0.5%；流量范围宽；能在高压下连续工作，压力平稳无脉动；液缸容积小；密闭性能好，耐腐蚀。常用的高压输液泵有恒流泵和恒压泵两种类型。恒流泵可保持在工作中给出稳定的流量，流量不随系统阻力变化。恒压泵则使输出的流动相压力稳定，流量随系统阻力改变，保留时间的重现性差。目前，在高效液相中采用的主要是恒流泵。

梯度洗脱装置作为高效液相色谱仪输液系统的辅助装置，和气相色谱法中的程序升温一样，给分离工作带来很大的方便，现在已成为完整的高效液相色谱仪中一个重要的不可缺少的部分。所谓梯度洗脱，是指流动相中含有两种（或更多）不同极性的溶剂，在分离过程中按一定的程序连续改变载液中溶剂的配比和极性，通过载液中极性的变化来改变被分离组分的分离因素，以提高分离效果。应用梯度洗脱还可以使分离时间缩短，分辨能力增加。由于峰形的改善，还可以提高最小检测量和定量分析的精度。装置分为外梯度（高压梯度）和内梯度（低压梯度）两种方式。这两种方式都可以使流动相组成按设定程序实现连续变化。内梯度是使用一台高压泵，通过比例调节阀，将两种或多种不同极性的溶剂按一定的比例抽入混合器中混合，而外梯度则是利用两台高压输液泵，将两种不同极性的溶剂按一定的比例送入梯度混合室，混合后进入色谱柱。

（二）进样系统

进样系统包括进样口、注射器和进样阀等。它的作用是把分析试样有效地送入色谱柱中进行分离。在高效液相色谱中，进样方式及样品体积对柱效有很大的影响。目前，常用的进样器主要有六通阀进样器和自动进样器。

六通阀进样器是一种耐高压、重复性好和操作方便的阀进样器，它是指直接向压力系统内进样而不必停止流动相流动的一种进样装置。

自动进样器是由计算机自动控制定量阀，按预先编制的注射样品操作程序进行工作。取样、进样、复位、样品管路清洗和样品盘的转动，全部按预定程序自动进行，一次可进行几十个或上百个样品的分析。有的自动进样器的进样量可连续调节，进样重复性高，适合于大量样品的分析，节省人力，可实现自动化操作。但此装置一次性投资很高，目前在国内尚未得到广泛应用。

（三）检测系统

与气相色谱仪一样，高效液相色谱仪检测器的作用是反映色谱过程中组分浓度变化，同样要求具有灵敏度高、噪声低、线性范围宽、重复性好及适用广泛等特性。高效液相色谱仪检测器一般分为两类：通用型检测器和专用型检测器。

通用型检测器可连续测量色谱柱流出物（包括流动相和样品组分）的全部特性变化，通常采用差分测量法。这类检测器包括示差折光检测器等。通用型检测器适用范围广，但由于对流动相有响应，因此易受温度、流动相流速和组成变化的影响；噪声和漂移都较大，灵敏度较低。

专用型检测器用以测量被分离样品组分的某种特性的变化。这类检测器对样品中组分的某种物理或化学性质敏感，而这一性质是流动相所不具备的，或至少在操作条件下不显示。这类检测器包括紫外检测器、荧光检测器等。专用型检测器灵敏度高，受操作条件变化和外界环境影响小，并且可用于梯度洗脱操作。但与通用型检测器相比，专用型检测器应用范围受到一定的限制。

目前应用较多的有紫外检测器、示差折光检测器和荧光检测器。

1. 紫外检测器

这是目前应用最广的液相色谱检测器，对大部分有机化合物有响应，已成为高效液相色谱仪的标准配置。它具有灵敏度高、线性范围宽、死体积小、波长可选、易于操作等特点。它的重要特征是对流动相的脉冲和温度变化不敏感，可用于梯度洗脱。其基本原理是组分对特定波长的紫外光具有选择性吸收，吸光度与组分浓度之间的定量关系符合朗伯 - 比尔定律。紫外检测器有固定波长和可变波长两种。前者在检测过程中选择某确定波长进行检测，常用汞灯的 254nm 或 280nm 等谱线；而后者在检测过程中可对组分进行全波长范围 (紫外 - 可见光) 扫描，因而可获得组分的紫外可见光谱，既可应用于定性，也使应用范围扩大。为适应高效液相色谱分析的要求，测量池体积都很小，在 $5 \sim 10\mu L$ 之间，光路长 $5 \sim 10mm$，池体积小，吸光度随进入流通池的组分浓度变化快，灵敏度高。紫外检测器的最小检测浓度可达到 $10^{-9}g/mL$。

将紫外检测器与光电二极管阵列检测器结合在一起的紫外阵列检测器，结合计算机处理技术，可获得组分的三维色谱 - 光谱图。紫外阵列检测器中的光电二极管阵列，可由多达 1024 个二极管组成，各接收一定波长的光谱。由光源发射的光通过测量池时被组分吸收，透射光中包含了组分对各波长吸收的信息，分光后投射到二极管阵列上，因而不需要停留扫描即可获得色谱流出物各个瞬间的动态光谱吸收图。

紫外检测器的主要缺点是对无紫外 - 可见光吸收的组分不响应，而对紫外光吸收较大的溶剂 (如苯)，不能使光透过，因此无法作为流动相使用，使流动相的选择受到一定限制。

2. 示差折光检测器

这是除紫外检测器之外应用最多的液相色谱检测器。由于每种物质都具有不同的折光率，示差折光检测器属于通用型检测器。其基本原理是连续检测参比池和样品池中流动相之间的折光率差值，该值与样品池流动相中的组分浓度成正比。示差折光检测器的灵敏度可达到 10^{-7}g/mL。其主要缺点是对温度变化特别敏感。因此，应对该检测器的温度进行控制。梯度洗脱造成流动相折光率不断变化，故示差折光检测器不能用于梯度洗脱。

3. 荧光检测器

荧光检测器是利用某些溶质在受紫外光激发后能发射荧光的性质来进行检测的。它是一种具有高灵敏度和高选择性的检测器。它仅对某些具有荧光特性的物质有响应；对不产生荧光的物质，可使其与荧光试剂反应，生成可发生荧光的衍生物再进行测定。它适合于稠环芳烃、甾族化合物、酶、氨基酸、维生素、色素及蛋白质等物质的测定。在一定条件下，荧光强度与物质浓度成正比；荧光检测器灵敏度高，检出限可达 $10^{-12} \sim 10^{-13}$g/mL，比紫外检测器高出 $2 \sim 3$ 个数量级，但适用范围较窄。该检测器对流动相脉冲不敏感，常用流动相也无荧光特性，故可用于梯度洗脱。

二、主要分离类型

液相色谱具有多种分离类型，每种分离类型使用的分离对象不同。液相色谱的分离机制由于使用的固定相不同而差别较大，通常有液 - 固吸附色谱法、液 - 液分配色谱法、离子交换色谱法、凝胶色谱法及亲和色谱法等。

(一) 液 – 固吸附色谱法

在液 – 固吸附色谱法中，固定相为固体吸附剂，根据吸附剂对被分离组分吸附作用的不同来实现物质的分离。液 - 固吸附分离模式适用于分离相对分子质量中等的脂溶性样品，对具有不同官能团的化合物和异构体有较高的选择性。常用的吸附剂为硅胶或氧化铝，大多数用于非离子型化合物。吸附色谱固定相可以分为极性和非极性两大类。对流动相的要求如下：

（1）选用的溶剂应当与固定相互不相溶，并能保持色谱柱的稳定性。

（2）选用的溶剂应有高纯度，以防所含微量杂质在柱中积累，引起柱性能的改变。

（3）选用的溶剂性能应与所使用的检测器相匹配。如果使用紫外吸收检测器，就不能选用在检测波长下有紫外吸收的溶剂；若使用示差折光检测器，就不能用梯度洗脱。

（4）选用的溶剂应对样品有足够的溶解能力，以提高测定的灵敏度。

（5）选用的溶剂应具有低的黏度和适当低的沸点。

（6）应尽量避免使用具有显著毒性的溶剂，以保证工作人员的安全。

液-固色谱法是以表面吸附力为依据的，所以它常用于分离极性不同的化合物，也能分离那些具有相同极性基团，但数量不同的样品。

（二）液-液分配色谱法

液-液分配色谱法中所使用的固定相与流动相均为液体，且互不相溶。其基本原理与气相色谱中的气-液分配色谱一样，即根据被分离的组分在流动相和固定相中的溶解度不同而分离。依固定相和流动相的极性不同可分为正相色谱法和反相色谱法。一般为了避免固定液的流失，对于亲水性固定液，采用疏水性流动相，即流动相的极性小于固定液的极性，称为正相分配色谱法（色谱柱称为正相柱），适合极性化合物的分离，极性小的组分先流出，极性大的组分后流出；反之，流动相的极性大于固定液的极性，称为反相分配色谱法（色谱柱也称为反相柱），适用于非极性化合物的分离，出峰顺序与正相分配色谱相反。其中，反相分配色谱法应用最广。

早期的固定相采取将固定液直接涂渍在载体上，制备方便，但固定液容易流失，现多采用化学键合固定相，即将各种不同基团通过化学反应键合到硅胶（载体）表面的游离羟基上，形成化学键合相色谱。键合的方法极大改善了固定相的分离性能，扩大了液相色谱的应用范围。从固定相结构来说，由涂渍至键合的转变，使键合固定相的表面不再是一层液膜，而是形成了一层分子膜，使液相传质阻力大大减小，柱效提高。两相之间的分配也从液-液分配转变为液-分子膜之间的分配。

液-液分配色谱法既能分离极性化合物，又能分离非极性化合物，如烷烃、烯烃、芳烃、稠环、染料及甾族等化合物。由于不同极性键合固定相的出现，分离的选择性可得到很好的控制。

（三）离子交换色谱法

在离子交换色谱法中，固定相是离子交换树脂。树脂上可电离离子与流动相中具有相同电荷的离子及被测组分的离子进行交换，根据各离子与离子交换基团具有不同的电荷吸引力而分离。

（四）凝胶色谱法

凝胶色谱法又称凝胶色谱技术，是20世纪60年代初发展起来的一种快速而又简单的分离分析技术，由于设备简单、操作方便、不需要有机溶剂，对高分子物质有很高的分离效果。凝胶色谱法又称分子排阻色谱法。凝胶色谱法主要用于高聚物的相对分子质量分级分析以及相对分子质量分布测试。根据分离的对象是水溶性的化合物还是有机溶剂可溶物，又可分为凝胶过滤色谱法（gel filtration chromatography，GFC）和凝胶渗透色谱法（gel permeation chromatography，GPC）。凝胶色谱法以凝胶为固定相。它的分离机制与其他色谱法完全不同，溶质在两相之间不是靠其相互作用力的不同来进行分离，而是按分子大小进行分离。色谱柱内装填的凝胶具有一定大小的孔径，当样品进入时，体积大的分子不能渗透到孔穴里而受到排阻，直接通过柱子并首先在色谱图上出现；另外一些体积小的分子可以渗透到孔穴里，这些组分在柱上的保留值最大，在色谱图上最后出现；中等大小的分子可渗透到其中某些孔穴而不能进入另一些孔穴，并以中等速度通过柱子。这样，样品分子基本上按其分子大小（被排斥先后）由柱中流出，完成分离任务。因为溶剂分子通常是非常小的，它们最后被洗脱（在死时间 t_0 时），结果使整个样品都在 t_0 以前洗脱。这与前述几种色谱方法所看到的情况是相反的。

（五）亲和色谱法

亲和色谱法是将相互间具有高度特异亲和性的两种物质之一作为固定相。其基本原理是利用生物大分子和固定相表面存在的某种特异性亲和力进行选择性分离的一种色谱分离方法。通常是先在载体表面键合上一种具有反应活性的连接链（环氧、联胺等），再连接上配基（酶、抗原等）。这种固载化的配基只能与具有亲和力特性吸附的生物大分子作用，从而使其被保留，如酶与底物、抗体与抗原、激素与受体等。被保留在柱上的组分，可以通过改变淋洗液的 pH 或组成进行洗脱。

三、应用示例

除聚合物外，大约 80% 的物质都能用 HPLC 进行分离和纯化。在药物的研究、生产、临床应用等环节，HPLC 均得到广泛应用。

(一) 反相液相色谱法测定中药制剂中的黄芪甲苷

色谱柱为十八烷基硅烷键合硅胶（C_{18}）RP-C_{18}（5μm，4.6mm×250mm），流动相为乙腈 - 水（32∶68），流速为 1.0mL/min，蒸发光散射检测器检测。理论板数按黄芪甲苷峰计算应不低于 4000。

1. 供试品溶液的制备

取本品中细粉约 4g，精密称定，置索氏提取器中，加甲醇 40mL，冷浸过夜。再加甲醇适量，加热回流 4h。提取液回收溶剂并浓缩至干；残渣加水 10mL，微热使溶解，用水饱和的正丁醇振摇提取 4 次，每次 40mL，合并正丁醇液，用氨试液充分洗涤 2 次，每次 40mL，弃去氨液，正丁醇液蒸干。残渣加水 5mL 使溶解，放冷，通过 D101 型大孔吸附树脂柱（内径为 1.5cm，柱高为 12cm），以水 50mL 洗脱，弃去水液，再用 40% 乙醇 30mL 洗脱。弃去洗脱液，继用 70% 的乙醇 80mL 洗脱。收集洗脱液，蒸干。残渣加甲醇溶解，转移至 5mL 量瓶中，加甲醇至刻度，摇匀，即得。

2. 对照品溶液的制备

取黄芪甲苷对照品适量，精密称定，加甲醇制成每 1mL 含 0.5mg 的溶液，即得。

分别精密吸取对照品溶液 10μL、20μL，供试品溶液 20μL，注入液相色谱仪，测定。用外标两点法对数方程计算，即得。

在中药分析中，常用反相高效液相色谱法（RP-HPLC），其中又以十八烷基硅烷键合硅胶（ODS）柱应用最为广泛，多使用甲醇 - 水或乙腈 - 水的混合前剂作为流动相。中药制剂中多含有胶质、糖类等物质，制备供试液时，宜使用高浓度的醇或其他有机溶剂提取待测组分，不宜以水作为溶剂，以免浸出的胶质和糖类污染色谱柱。另外，经预处理过的样品须用微孔滤膜过滤后进样。

(二) 洛度沙胺氨丁三醇滴眼液有关物质测定

色谱柱为十八烷基硅烷键合硅胶 (5μm, 3.9mm×150mm), 流动相为 0.05mol/L 的磷酸二氢钾溶液 - 甲醇 - 水 (40：20：40), 流速为 1.0mL/min, 检测波长为 245nm。

1. 供试品溶液的制备

精密量取洛度沙胺氨丁三醇滴眼液 5mL, 置于 50mL 量瓶中, 用 0.05mol/L 的磷酸二氢钾溶液稀释至刻度, 摇匀即得。

2. 对照溶液的制备

精密量取供试品溶液 1mL, 置于 100mL 量瓶中, 用 0.05mol/L 的磷酸二氢钾溶液稀释至刻度, 摇匀即得。

取对照溶液 20μL 注入色谱仪, 调节检测灵敏度, 使主峰峰高达满量程的 10%～15%; 再分别精密量取对照溶液、供试品溶液各 20μL 注入液相色谱仪, 记录色谱图至主峰保留时间的 3.5 倍, 测量色谱图上各杂质的峰面积之和, 用主成分自身对照法计算杂质含量。计算公式如下：

$$杂质含量 = \frac{\sum A_{杂}}{A_{对}} \times \frac{c_{对}}{c_{供}} \times 100\% \tag{3-22}$$

式中, $\sum A_{杂}$ 为色谱图上除溶剂峰外各杂质峰的峰面积之和, $A_{对}$ 为对照溶液中主成分的峰面积, $c_{对}$ 为对照溶液的相对浓度, $c_{供}$ 为供试品溶液的相对浓度。

3. 计算结果

$$杂质含量 = \frac{14157 + 77744}{131121} \times \frac{0.001}{0.1} \times 100\% = 0.7\%$$

第四节 薄层色谱法

薄层色谱法（TLC）是以涂布于支持板上的支持物作为固定相，以合适的溶剂为流动相，对混合样品进行分离、鉴定和定量的一种层析分离技术。就是将适宜的固定相涂布于玻璃板、塑料或铝基片上，成一均匀薄层，待点样、展开后，根据比移值（R_f）与适宜的对照物按同法所得的色谱图的比移值（R_f）做对比，用以进行药品的鉴别、杂质检查或含量测定的方法。薄层色谱法是快速分离和定性分析少量物质的一种很重要的实验技术，也用于跟踪反应进程。

虽然薄层色谱法在仪器自动化程度、分辨率、重现性方面不如后来发展起来的气相色谱法和液相色谱法，但薄层色谱法仪器简单，能够同时进行多个样品的分析或预处理，在药品检验技术中占有重要地位，广泛应用于产品的纯度控制和杂质检查、天然药物研究中有效成分的分离、中药的定性鉴别等。

薄层色谱法按所使用的固定相性质及其分离机制，可分为吸附色谱法、分配色谱法和分子排阻色谱法，其中吸附色谱法应用最为广泛，所以主要通过吸附薄层色谱介绍薄层色谱法。

一、薄层板的制备

（一）吸附剂

吸附薄层色谱法的固定相为吸附剂，常用吸附剂有硅胶、氧化铝和聚酰胺等。

硅胶是薄层色谱固定相中最常用的一种，有90%以上的薄层色谱分离都使用硅胶。硅胶为多孔性无定型粉末，硅胶表面带有硅醇基显弱酸性，通过硅醇基（吸附中心）与极性基团形成氢键而表现其吸附能力，由于各组分的极性基因和硅醇基形成氢键的能力不同而得到分离。硅胶分离效率的高低与其粒度、孔径及表面积等因素有关。硅胶粒度越小，分布越均匀，其分离效率越高。硅胶吸附水分形成水合硅醇基而失去吸附能力，但将硅胶加热至

100℃左右，该水能可逆被除去而提高活度，这一过程称为硅胶的活化。经过150℃活化后的硅胶，$1nm^2$上约有46个硅醇基。经典薄层色谱用硅胶的粒度为$10～40\mu m$，比表面积大，意味着试样与固定相之间有更强的相互作用，即有较强的保留能力或较大的吸附能力。

吸附薄层色谱法的吸附剂和柱色谱法所用的吸附剂基本相似，其主要区别在于薄层色谱法所用的吸附剂的颗粒更细些。薄层色谱吸附剂的选择与吸附柱色谱一样，既要考虑被分离物质的性质，又要考虑吸附剂吸附性能的大小，即分离极性强的物质，应选择吸附能力弱的吸附剂；分离极性弱的物质，应选择吸附能力强的吸附剂。

因制备和处理方法不同，氧化铝可分为中性（pH7.5）、碱性（pH9.0）和酸性（pH4.0)3种。一般碱性氧化铝用来分离中性或碱性化合物，如生物碱、脂溶性维生素等；中性氧化铝适用于酸性及对碱不稳定的化合物的分离；酸性氧化铝可用于酸性化合物的分离。

（二）薄层板的制备

制备薄层板的玻璃板必须光滑、整洁、不沾油污，否则薄层板不易铺成，即使铺成，事后也容易发生薄层翘裂脱落现象。薄层板的厚度及均匀性对试样分离效果和R_f值的重现性影响很大。一块好的薄层板要求吸附剂涂布均匀，表面光滑，厚度一致。一般薄层板的厚度以$250\mu m$为宜，若要分离制备少量纯物质，薄层厚度应稍大些。薄层板的大小可根据实际需要而定，小至载玻片，大至用$20cm\times20cm$的玻璃片。

薄板可分为不加黏合剂的软板和加黏合剂的硬板两种。

软板采用干法铺层，具体方法为：首先将吸附剂均匀撒在玻璃板一端，取一根比玻璃板宽度稍长的玻璃棒，在其两端套上适当厚度的塑料管或包裹上橡皮膏，然后从撒有吸附剂的一端两手均匀用力推动玻璃棒向前。推动速度不宜太快，也不应中途停顿，以免薄层厚度不均，影响分离效果。所铺薄层厚度视分离要求而定，如用于分析分离，一般应控制在$0.25～0.5mm$。

软板制备方法简便、快速、随铺随用、展开速度快；但所铺薄层不牢固，易吹散，只能放于近水平位置展开，分离效果也较差。

硬板常用的黏合剂有羧甲基纤维素钠（CMC）和煅石膏两种。在硅胶中加入 0.25% ~ 0.75% 的 CMC 水溶液做成的薄板称为硅胶 -CMC 板。硅胶 -CMC 板机械强度好,可用铅笔在薄层板上做记号;在使用强腐蚀性显色试剂时,要掌握好显色温度和时间,以免羧甲基纤维素钠炭化而影响测定。若硅胶中加入煅石膏则称为硅胶 G,商品硅胶 G 可直接加水调成糊状铺板,虽然所制得的硬板机械强度较差,易脱落,但耐腐蚀,可用硫酸试液显色。硬板用湿法铺板,湿法制板的方法有 3 种:倾注法、平铺法和涂铺器法。

1. 倾注法

取一定量的吸附剂,按一定比例加水调成糊状,倒在玻璃板上,用玻璃棒摊开,轻轻振荡,使薄层均匀后置于水平台上晾干。置于烘箱中,110℃活化 1h,取出,立即置于干燥器中备用。

2. 平铺法

将玻璃板置于水平台上,用玻璃条做成框边,框边与中间玻璃板的高度之差就是薄板的厚度。将调制均匀的糊状吸附剂倒在玻璃板的一端,用有机玻璃板或玻璃棒将吸附剂沿一端均匀地刮向另一端,去掉两边的玻璃条后,轻轻振动薄板,置于水平台上晾干,同倾注法。活化后备用。此法简单易行,可一次平铺多块薄层板。

3. 涂铺器法

用涂铺器制板,操作简单,得到的薄板厚度均匀一致,适合于定量分析。由于涂铺器的种类较多,型号又各不相同,使用时应按仪器的说明书操作。

二、点样

选择溶解样品的溶剂对点样很重要,尽量避免以水为溶剂,因为水斑点易扩散,且不易挥发除去。一般用甲醇、乙醇、丙酮及三氯甲烷等具有挥发性的有机溶剂,溶剂的极性最好与展开剂的极性相似。若试样为水溶液,且受热不易破坏,可以边点样边用电吹风机促使其干燥。

点样量的多少应视薄层的性能和显色剂的灵敏度而定。适当的点样量可使斑点集中,一般分析型的分离,点样量为几至几十微克,而制备型的分离可达到数毫克。点样量太少,展开后斑点模糊,甚至看不出斑点;点样太多,容易过载,则展开后往往出现斑点过大或拖尾现象,甚至不能实现完全分离。

点样器多采用平口微量注射器和管口平整的玻璃毛细管。进行定量分析时，最好用微升定量毛细管点样。该点样器的特点是使用方便，准确度高。此外，还有各种自动点样装置。

点样操作务必小心，用点样器吸取一定量的试液后，应轻轻接触薄层的起始线。起始线距薄层底边 1.5～2cm，点间距离为 0.8～1.5cm（常用铅笔事先做好记号）。如果样品溶液太稀，需分次点完，每点一次，应待溶剂挥发后再点，否则易使原点扩散。点样后形成的原点面积越小越好，一般原点直径以不超过 2～3mm 为宜。此外，点样时间不宜过长，以避免薄板长时间暴露在空气中因吸水而降低活性。

三、展开

（一）展开剂

吸附薄层色谱过程是组分分子与展开剂分子争夺吸附剂表面活性中心的过程，展开剂选择得正确与否对薄层色谱来说是分离成败的关键。在吸附色谱中选择展开剂的一般原则和吸附柱色谱法选择流动相的原则相似，主要根据被分离物质的极性、展开剂极性和吸附剂的活度来决定，即极性大的组分需用极性大的展开剂，极性小的组分需用极性小的展开剂。

薄层色谱中常用的溶剂按极性由强到弱的顺序依次为：水＞酸＞吡啶＞甲醇＞乙醇＞正丙醇＞丙酮＞乙酸乙酯＞乙醚＞三氯甲烷＞二氯甲烷＞甲苯＞苯＞三氯乙烷＞四氯化碳＞二硫化碳＞环己烷＞石油醚。

薄层色谱一般选择常用的溶剂进行展开试验。根据被分离组分在薄层上的分离效果，进一步考虑改变展开剂的极性或采用混合溶剂进行展开，直到分离效果符合要求为止。例如，某物质用三氯甲烷展开时，R_f 值太小，甚至停留在原点，说明展开剂极性太弱，此时则可加入一定量极性大的溶剂，如甲醇、丙酮等，根据分离效果适当改变加入的比例；如果 R_f 值太大，斑点在前沿附近，说明展开剂极性太强，则应加入适量极性小的溶剂，如环己烷等，以降低展开剂的极性，使 R_f 值符合要求。分离酸性组分时，可在展开剂中加入一定比例的酸，如甲酸、醋酸和磷酸等；分离碱性组分时，可在展开剂中加入一定量的碱，如氨水、乙二胺等。

对于物质极性相近或结构差异不大的难分离组分，往往需要采用二元、三元甚至多元溶剂做展开剂，各溶剂分别起不同的作用。例如，在石油醚 - 丙酮 - 乙二胺 - 水（10∶5∶1∶4）这个展开系统中，水是极性大的溶剂，石油醚是极性小的溶剂。石油醚的加入可降低展开剂的极性，使物质的 R_f 值变小。丙酮则可以混匀整个溶剂系统及降低展开剂黏度。少量的乙二胺起到控制展开剂 pH 的作用，使分离后的斑点不出现脱尾的现象，斑点清晰集中。

（二）展开

展开的过程就是混合物分离的过程，展开过程必须在密闭的展开槽内进行。薄层色谱所用的展开槽多数是长方形展开槽，其他还有直立形的单槽层析缸或双槽层析缸。

展开的方式主要有上行展开、多次展开、双向展开及近水平展开等。

黏合薄层色谱常用上行展开法，将薄板放入盛有展开剂的展开槽内，斜靠于展开槽的一边壁上，展开剂浸没薄板下端的高度不超过 0.5cm，原点不得浸入展开剂中，展开剂沿下端借毛细管作用缓慢上升。待展开剂上升到适宜的高度时，将薄层板取出，在前沿处做好标记；待展开剂挥散后，显色。此方法是目前薄层色谱法中最常用的一种展开方式。

四、显色

显色方法可以分为光学检出法、蒸汽显色法、物理显色法和试剂显色法。光学检出法是指一些化合物吸收了较短波长的光，在瞬间发射出比照射光波长更长的光，而在纸或薄层上显出不同颜色的荧光斑点，特点是灵敏度高、专属性高。蒸汽显色法是指多数有机化合物吸附碘蒸气后显示不同程度的黄褐色斑点。这种反应有可逆和不可逆两种情况。前者在离开碘蒸气后，黄褐色斑点逐渐消退，并且不会改变化合物的性质，且灵敏度也很高，是定位时常用的方法；后者由于化合物被碘蒸气氧化、脱氢而增强了共轭体系，在紫外光下可以发出强烈而稳定的荧光，对定性及定量都非常有利，但是制备薄层时要注意被分离的化合物是否改变了原来的性质。物理显色法是指用紫外照射分离后的纸或薄层后，使化合物产生光加成、光分解、光氧化还原及光异构等光化学反应，导致物质结构发生某些变化，如形成荧光发射功能团，发生荧光增强或淬灭及荧光物质的激发或发射波长发生移动等现象，从而提高了分析的灵敏度和选择性。试剂显色法需要使用普通显色试剂或专用显色剂。用于纸色谱的显色剂一般都适用于薄层色谱，含有防腐剂的显色剂不适用于纸色谱及含有有机黏合剂薄层的显色；有时喷显色剂后需加热，这也不适用于纸色谱。

（1）对于有色物质斑点的定位可在日光下直接观察，画出有色物质的斑点位置。

（2）对于能发荧光的物质或少数有紫外吸收的物质，可利用紫外灯（254nm或365nm）观察薄板上有无荧光斑点或暗斑，并记录其颜色、位置和强弱。一般情况下，生物碱可选用254nm，芳香胺则选用365nm。

（3）对于有紫外吸收的物质可用荧光薄层板检测。荧光薄层板是指在吸附剂中掺入一种荧光物质，当用紫外灯照射时，整个薄板背景呈现黄绿色荧光，而被测物质会由于荧光猝灭作用而呈现出暗斑。

（4）对于既无色又无紫外吸收的物质，可采用显色剂显色——利用显色剂和被测物质反应，使斑点产生颜色而定位。显色剂有通用型和专用型2种。薄层色谱常用的通用型显色剂有碘、硫酸溶液和荧光黄溶液等。碘蒸气对许多有机化合物（如生物碱、氨基酸衍生物等）都可显色，其最大特点是显色反应往往是可逆的——在空气中放置时，碘可升华挥去，组分即可恢复到原来状态。硫酸乙醇溶液对大多数有机化合物显示出不同颜色的斑点，如红色、紫色及棕色等。在炭化以前，不同的化合物将出现一系列颜色的改变；被炭化的化合物常出现荧光。0.05%的荧光黄甲醇溶液是芳香族和杂环化合物的通用显色剂。利用物质的特性反应显色的是专用型显色剂，如溴甲酚绿是羧酸类化合物的专用显色剂，茚三酮是氨基酸的专用显色剂，三氧化铁的高氯酸溶液是吲哚类的专用显色剂。在定量分析中，有时只需给组分定位而不需显色。此时，可在样品两边同时点上待测组分的对照品作为定位标记；展开后，用一块稍窄的玻璃板盖在薄板中间，再喷洒显色剂。显色剂只与两边的对照品反应而显色，由对照品斑点的位置可确定未显色待测组分斑点的位置。在实际工作中，应根据被分离物质的性质及薄板的状况来选择合适的显色剂及显色方法，也可以从手册或色谱专著中查阅，选择合适的显色剂。

五、定性和定量分析方法

(一) 定性分析

待斑点定位后，便可计算出斑点的 R_f 值，定性所依据的参数是斑点的 R_f 值。将 R_f 值与文献记载的标准品的 R_f 值相比较来鉴定各组分；R_f 值一致，即可初步确定该斑点与标准品为同一物质。但由于影响 R_f 值的因素很多，如吸附剂的种类和活度、表面积、薄层的厚度、展开剂的极性、展开距离、展开方式、色谱容器内溶剂蒸气的饱和程度等，因此要与文献测定 R_f 值时的操作完全一致是很困难的。常采用的方法是用已知标准物质作对照，即在同一块薄板上分别点上试样和对照品进行展开和定位。如果试样中该组分的 R_f 值与对照品的 R_f 值相同，则可初步确认该组分与对照品为同一物质；如果经过多种展开系统得到的 R_f 值与对照品均一致，可基本认定是同一物质。这种利用定性参数进行定性鉴别的方法只适用于已知范围的未知物。

(二) 定量分析

薄层色谱法的定量分析可采用仪器直接测定，较为方便、准确。也有将薄层色谱分离后的斑点进行洗脱，洗脱液用紫外分光光度法或其他仪器分析法进行定量。还有一些简易半定量的方法，如目视比较法等。

1. 洗脱法

洗脱法系用溶剂将斑点中的组分洗脱下来，再用适当的方法进行定量测定。斑点需预先定位，采用显色剂定位时可在试样两边同时点上待测组分的对照品作为定位标记，展开后只对两边对照品喷洒显色剂，由对照品斑点位置来确定未显色的试样待测斑点的位置。

2. 直接定量法

直接定量法系试样经薄层色谱分离后，可在薄层板上对斑点进行直接测定。直接定量法有目视比较法和薄层扫描法两种。

(1) 目视比色法。将一系列已知浓度的对照品溶液与试样溶液点在同一薄层板上，展开并显色后，以目视法直接比较试样斑点与对照品斑点的颜色深度或面积大小，求出被测组分的近似含量。属半定量方法，精密度为 ±10%。

（2）薄层扫描法。近年来，由于分析仪器的不断发展和完善，用薄层扫描仪直接测定斑点的含量已成为薄层色谱定量的主要方法。薄层扫描法是用一定波长、一定强度的光束对薄层板进行扫描，记录其吸光度随展开距离的变化，得到薄层色谱扫描曲线；曲线上的每一个色谱峰相当于薄层上的一个斑点，色谱峰高或峰面积与组分的量之间有一定的关系，比较对照品和样品的峰高和峰面积，就可以得出样品中待测组分的含量。

薄层扫描仪是为适应对薄层色谱斑点进行扫描的要求而专门设计的一种分光光度计。薄层扫描仪的种类很多，双波长薄层扫描仪是目前较常用的一种，其光学系统与双光束双波长分光光度计相似，其原理也相同。通常选择斑点中化合物的吸收峰波长作为测定波长，选择化合物吸收光谱的基线部分即化合物无吸收的波长作为参比波长。采用双波长法，可使薄层背景的不均匀性得到补偿，曲线的基线较为平稳，大大改善测定的精度。

六、应用示例

薄层色谱法在药品分析上的应用是多方面的。在药品质量控制中，可用于测定药品的纯度和检查降解产物以及天然药品有效成分的测定；在药品生产中可用于判断反应的终点，监视反应过程；还可用于少量物质的分离和精制。

（一）判断反应进行的程度

生产上，普鲁卡因合成最后一步——从硝基卡因还原为普鲁卡因，反应不同的时间后，分别取样展开；当原料点全部消失，即为到达反应的终点。硝基卡因还原为普鲁卡因的反应经 2h 取样检查，在薄层上已不显示硝基卡因的斑点，仅有普鲁卡因和中间体的斑点。还原反应经 4h 后取样检查，情况几乎没有变化，所以可将生产上原定还原时间由 4h 缩短为 2h。其色谱条件为：薄板为硅胶 -CMC 板，展开剂为环烷 - 苯 - 乙二胺（8：2：0.4），显色剂为碘化铋钾溶液。

（二）杂质检查和限量检查

盐酸去氧肾上腺素的有关杂质检查方法是：取供试品，加甲醇制成

20mg/mL 的供试品溶液；精密量取供试品溶液适量，加甲醇制成 0.10mg/mL 的溶液，作为对照溶液。吸取上述 2 种溶液各 2μL，分别点于同一硅胶 G 薄层板上，以异丙醇 - 三氯甲烷 - 浓氨试液（16∶1∶3）为展开剂。展开后，晾干，喷以重氮苯磺酸试液，立即检视。供试品溶液如显杂质斑点，与对照溶液主斑点比较，不得更深。

（三）鉴别

薄层色谱法广泛用于氨基糖苷类抗生素的鉴定，例如硫酸庆大霉素。取供试品与硫酸庆大霉素标准品，各加水制成 20mg/mL 的溶液，照薄层色谱法试验；吸取上述两种溶液各 2μL，分别点于同一硅胶 G 薄层板（临用前于 105℃活化 2h）上；另取三氯甲烷 - 甲醇 - 氨溶液（1∶1∶1）混合振摇，放置，分取下层混合液为展开剂。展开后，取出于 20～25℃晾干，置碘蒸气中显色，供试品和对照品溶液所显斑点的颜色与位置应一致。

（四）含量测定

测定阿片酊中吗啡的含量。薄层板的制备如下：取硅胶 H3g，加 0.1% 的 CMC 溶液 25mL，充分研匀，铺成厚度约 0.4mm 的薄板，自然晾干，105℃活化 30min，备用。展开剂为苯 - 三氯甲烷 - 丙酮 - 甲醇 - 乙二胺（12∶3∶3∶1∶1）。用微量注射器精密吸取阿片酊 50pμL，分数次点于硅胶 -CMC 薄层板上使成条状（长约 2.5cm，宽约 0.4cm，与薄板底端距离为 2cm），边点边用电吹风干燥，用展开剂饱和 10min，上行展开 12cm，取出薄层板吹干，置紫外灯下定位。刮取吗啡色带硅胶于具塞试管中，精密加 0.25mol/L 的硫酸液 10mL，提匀，3000r/min 离心 30min；吸取上清液，用干燥滤纸过滤，在 285nm 处测定吸光度。同时在点样起始线下，刮取吗啡色带大小相同的空白硅胶，同上处理做空白对照，由吗啡标准曲线计算阿片酊中吗啡的含量。

第五节　毛细管电泳法

在电解质溶液中，位于电场中的带电离子在电场力的作用下，以不同的速度向与其所带电荷相反的电极方向迁移的现象，称为电泳。由于不同离子所带包荷及性质的不同，迁移速率不同，可实现分离。利用电泳现象对某些化学或生物物质进行分离分析的方法和技术称为电泳法或电泳技术。

毛细管电泳（capillary electrophoresis, CE）又称高效毛细管电泳（HPCE），是一类以毛细管为分离通道、以高压直流电场为驱动力的新型液相分离技术。毛细管电泳实际上包含电泳、色谱及其交叉内容。它使分析化学得以从微升水平进入纳升水平，并使单细胞分析，乃至单分子分析成为可能。长期困扰人们的生物大分子如蛋白质的分离分析也因此有了新的转机。

毛细管电泳具有如下特点：易自动化，分析速度快及分离效率高，操作方便、消耗少，应用范围广。与 HPLC 相比，虽然两者均为液相分离技术，都有多种分离模式，且仪器操作可自动化，但无论从效率、速度、样品用量和成本来说，毛细管电泳都显示了一定的优势。由于以上优点以及分离生物大分子的能力，CE 成为近年来发展迅速的分离分析方法之一。

一、基本原理

毛细管电泳法是以弹性石英毛细管为分离通道，以高压直流电场为驱动力，依据样品中各组分之间淌度和分配行为上的差异而实现分离的电泳分离分析方法。

熔融石英毛细管的两端分别浸在含有电解缓冲液的储液瓶中，毛细管内也充满同样的电解缓冲液。在毛细管接收端之前安装在线检测系统。被分析样品可以从进样系统采用重力法、电迁移法、抽真空法等多种进样方式引入毛细管的进样端。当样品被引入后，便开始在毛细管两端施加电压。样品溶液中溶质的带电组分在电场的作用下根据各自的荷质比向检测系统方向定向迁移。CE 中的毛细管目前大多是石英材料。当石英毛细管中充入 $pH > 3$ 的电解质溶液时，管壁的硅羟基（-SiOH）便部分解离成硅羟基负离子（-SiO⁻），使管壁带负电荷。在静电引力下，-SiO⁻ 会把电解质溶液中的阳离子吸引到管壁附近，并在一定距离内形成阳离子相对过剩的扩散双电层。

在外电场作用下，上述阳离子会向阴极移动。由于这些阳离子实际上是溶剂化的（水化的），它们将带着毛细管中的液体一起向阴极移动，这就是CE中的电渗流（electroosmotic flow，EOF）。电渗流的强度很高，以至于所有进入毛细管中的样品，不管是阴离子、阳离子或中性分子，都会随着液体向阴极移动。因待测样品中正离子的电泳方向与电渗流方向一致，最先到达毛细管的阴极端；中性粒子的电泳速度为零，迁移速度与电渗流速度相当；而负离子的电泳方向则与电渗流方向相反，但因电渗流速度等于一般离子电泳速度的5~7倍，负离子也将在中性粒子之后到达毛细管的阴极端。各种粒子在毛细管内的迁移速度不一致，这使各种粒子在毛细管内能够达到很好的分离。下面对毛细管色谱法中涉及的概念及分离模式做简单的介绍。

（一）电渗流

当固体与液体接触时，如果固体表面由于某种原因带一种电荷，则因静电引力使其周围液体带有相反电荷，在液固界面形成双电层，两者之间存在电位差。当液体两端施加电压时，就会发生液体相对于固体表面的移动，这种液体相对于固体表面的移动的现象叫电渗现象。电渗现象中整体移动着的液体叫电渗流。电渗流的方向取决于毛细管内壁表面电荷的性质。

（二）毛细管区带电泳

毛细管区带电泳（capillary zone electrophoresis，CZE）是毛细管电泳中最基本、最广泛的分离分析模式，各种粒子因差速迁移而达到区带分离。在CZE中同时存在电泳和电渗流，带电粒子的迁移速度等于电泳和电渗流两者的矢量和。电渗流速度一般大于电泳速度。采用石英毛细管时，一般带正电的粒子电泳方向与电渗流相同，最先流出；中性粒子的电泳速度和电渗流相同；负电荷粒子的电泳方向与电渗流相反，最后流出。

（三）胶束电动毛细管色谱

胶束电动毛细管色谱（micellar electrokinetic capillary chromatography，MEKC）是毛细管电泳中唯一既能分离中性化合物又能分离带电组分的分离模式，在背景电解质中加入了超过临界浓度的表面活性剂使之在溶液中形成胶束（micelle）。在电泳中，这些胶束按其所带的电荷不同朝着与 EOF 相同或相反的方向迁移，作为一种"假固定相"。样品组分在受电场力作用的同时，又能在背景电解质和"假固定相"之间进行分配，从而依据其电泳速度和分配行为的不同进行分离。

二、应用

毛细管电泳已广泛地应用于医药学、生物学、农业科学、环境监测及食品分析等各个领域。从氨基酸、肽、蛋白质、核酸到有机小分子和无机离子的分离分析，再到手性化合物的拆分，毛细管电泳法都是不可缺少的有效分析工具。

第四章 药品的杂质检查

第一节 概述

药品的杂质是指药物中存在的无治疗作用或者影响药物的稳定性、疗效，甚至对人体的健康有害的物质。在药物的研究、生产、储存和临床应用等方面必须保持药物的纯度，降低药物的杂质，这样才能保证药物的有效性和安全性。通常可以将药物的结构、外观性状、理化常数、杂质检查和含量测定等方面作为一个相互关联的整体来评价药物的纯度。药物中含有的杂质是影响药物纯度的主要因素，如药物中含有超过限量的杂质，就有可能使理化常数变动，外观性状产生变异，并影响药物的稳定性；杂质增多也必然使药物的含量偏低或活性降低，毒副作用显著增加。

检查药物中存在的微杂质，首要的问题就是要选择一个专属性强的方法，使药物对其所含微量杂质的检测不产生干扰。所以，药物中杂质的检查主要是依据药物与杂质在物理或化学性质上的差异来进行。药物与杂质在物理性质上的差异主要指药物与杂质在外观性状、分配或吸附以及对光的吸收等性质的差别；在化学性质上的差异主要指药物与杂质对某种化学反应的差别，一般是杂质与试剂反应，而药物不反应。

一、药品纯度

药物的纯度即药物的纯净程度，是反映药品质量的一项重要指标。人类对药物纯度的认识是在防治疾病的实践中积累起来，并随着分离、检测技术的提高而进一步发现药物中存在的新杂质，从而不断提高对药物纯度的要求。盐酸哌替啶就是一个典型的例子。早在1948年，盐酸哌替啶已被收入《英国药典》并广泛使用，直至1970年经气相色谱分离鉴定，才发现其中还混有两种无效的异构体（Ⅱ）和（Ⅲ）。这两种杂质是生产中因工艺条件控制不当而产生的，它们的含量有时甚至高达 20%～30%。目前，《中国药典》《英国药典》《美国药典》均要求对这些杂质的量加以控制。总之，对于药物纯度的要求不是一成不变的，而应随着临床应用的实践和分析测试技术的发展不断改进，使之更趋完善。

药用物质与试剂用、工业用的物质不能混淆，如试剂用氯化钾不能替代药用氯化钾使用。因为药物的纯度主要是考虑杂质的生理作用，而其他用途的物质，仅考虑其杂质对化学反应、物质稳定性的影响。如工业用酒精含量可能比医用酒精高，但其中的甲醇、铅含量也比较高。

二、杂质来源

药物中的杂质主要有两方面的来源：一方面是从药物生产过程中引入；另一方面是在储存过程中受外界条件的影响，引起药物理化性质发生改变而产生。当然，药物受到污染等也会引入杂质。

(一) 生产过程中引入的杂质药物

在生产过程中引入杂质，有以下几种情况：首先，由于原料不纯或反应不完全，以及中间产物和反应的副产物存在，在精制时未能按要求的标准除去。例如，用水杨酸为原料合成阿司匹林时，由于反应不完全，可能引入水杨酸杂质。此外，与生产器皿的接触也会不同程度地引入重金属及砷盐等。其次，从植物原料中提取分离药物，由于植物中常会含有与产品化学结构及性质相似或不相似的物质，在提取过程中分离不完全而引入产品中，如从鸦片中提取吗啡时，从原料中可能引入其他生物碱。再次，在药物生产过程中常需加入试剂、溶剂或催化剂，由于溶解度、吸附、吸留、共沉淀及混晶生成等原因，不可能完全除去，使产品中存在有关杂质。例如：使用酸性或碱性试剂处理后，可能使产品中带有酸性或碱性杂质；用有机溶剂提取或精制后，在产品中就可能有残留有机溶剂。《中国药典》中规定必须检查药物在生产过程中引入的有害有机溶剂（如苯、氯仿、1，4- 二氧六环、二氯甲烷、吡啶等）的残留量。最后，药物在制剂生产过程中也可能产生新的杂质。例如，盐酸普鲁卡因注射剂在高温灭菌过程中，可能水解为对氨基苯甲酸和二乙氨基乙醇，因此《中国药典》中盐酸普鲁卡因原料药不检查对氨基苯甲酸，而注射剂要检查此杂质。

此外，必须重视异构体和多晶型药物有效性和安全性的影响。例如：在维生素 K 合成中往往会产生一些无生理活性的顺式异构体；肾上腺素为左旋体，其右旋体的升压作用仅为左旋体的 1/12；盐酸普萘洛尔左旋异构体的 β 受体阻断作用比右旋体大 60 倍；驱虫药双羟萘酸噻嘧啶顺式体的药效仅为反式体的 1/60；无味氯霉素存在多晶型现象，其中 B 晶型易被酯酶水解而吸收，为有效晶型，而 A 晶型则不易被酯酶水解，活性很低。驱虫药甲苯达唑有 A、B、C3 种晶型，其中 C 晶型的驱虫率约为 90%，B 晶型为40% ~ 60%，A 晶型小于 20%。控制药物中低效、无效以及具有毒性的异构体和多晶型，在药物纯度研究中日益受到重视。

(二) 储藏过程中引入的杂质

药物在储藏过程中受外界条件的影响而产生有关杂质。例如，在温度、相对湿度、微生物、时间等因素的影响和作用下，药物发生水解、氧化、分解、异构化及发霉等变化，使药物中产生有关的杂质。水解反应是药物最容易发生的变质反应，如苷类、卤烃类、酯类、酰脲类、酰肼类及酰胺类结构的药物，在水分的存在下容易水解。具有酚羟基、巯基、芳香第一胺基、肼基及醛基以及长链共轭双键等结构的药物，在空气中易被氧化引入杂质而使这些药物降效或失效，甚至产生毒性。例如，麻醉乙醚在日光、空气及湿气的作用下，易氧化分解为醛及有毒的过氧化物，药典规定启封后在 24h 内使用。在温度、光照等因素的影响下，还可使一些药物产生异构化反应。在水分、温度适宜的条件下，微生物也能使某些药物变质。

三、杂质种类

药物中的杂质多种多样，其分类方法也有多种。药品中的杂质按照其来源可分为一般杂质和特殊杂质。

一般杂质是指在自然界中分布较广泛，在多种药物的生产和储藏过程中容易引入的杂质，如氯化物、硫酸盐、重金属、砷盐、干燥失重、炽灼残渣、易炭化物、酸碱度及铁盐等。

特殊杂质是指在药物的生产和储藏过程中，根据药物的性质和生产工艺而引入的杂质，如阿司匹林中的游离水杨酸、甲硝唑中的 2- 甲基 -5- 硝基咪唑等。杂质还可以分为信号杂质和有害杂质。信号杂质本身一般无害，但其含量的多少可以反映出药物的纯度水平，如含量过多，表明药物的纯度差，提示药物的生产工艺不合理或生产控制存在问题。氯化物、硫酸盐就属于信号杂质。有害杂质如重金属、砷盐等，对人体有毒害作用或影响药物的稳定性，在质量标准中应严格加以控制，以保证用药安全。

四、杂质对药物安全性的影响

药物的杂质与药品安全性的关系是一个受很多因素影响的复杂的关系，通常药物中的杂质大多具有潜在的生物活性，有的甚至与药物相互作用，从而影响药物的效能和安全性，严重的可能产生毒性作用。

（一）由于药物的杂质而产生的毒副作用

如 β - 内酰胺环作用生成的青霉噻唑蛋白具有免疫原性，是其外源性过敏原，储存过程中 β - 内酰胺环开环自身聚合生成的高分子聚合物是内源性过敏原，这些都是 β - 内酰胺类抗生素容易引发过敏反应的原因。此外，如杂环药物中最常见的合成杂质 N- 甲基 -4- 苯基 -1，2，3，6- 四氢基吡啶（MPTP）能选择性地破坏黑质和苍白球的多巴能神经元，诱发与帕金森病类似的症状；四环素中的降解产物引起范科尼（Fanconi）综合征；甲氨蝶呤的副产物产生发热反应；等等。

（二）手性化合物的光学异构体对药品安全性的影响

手性化合物有的对映体药理学作用相同但程度不同，而有的具有互补性作用，但大多数药物的光学异构体会影响药物的效能，甚至是严重的不良反应。有报道指出手性化合物的光学异构体对药物效能的影响主要表现在以下几个方面：

（1）使药物效能降低，如喹诺酮类抗生素氧氟沙星外消旋体的作用仅为左消旋体的一半。

（2）药理学作用相反，如扎考比利的 R- 对映体为 5-HT3 受体拮抗剂，而 S- 对映体为 5-HT3 受体激动剂。

（3）产生严重的不良反应，如沙利度胺（thalidomide）R-异构体及其体内的两个代谢产物均有很强的对胚胎毒性和致畸作用。

五、杂质的限量检查及有关计算

(一) 杂质的限量检查

从药物中杂质产生的影响来考虑，杂质的含量越少越好，但若要将杂质完全除去，势必造成生产上操作处理的困难，增加生产成本，降低收效，在经济上加重患者的负担。另一方面，要除尽杂质，在药物的效用、储存、调剂上也没有必要，而且也不能完全除尽杂质。所谓的纯是相对的，只要药物中的杂质含量在一定的限度内，对人体不产生毒害，不影响药物的疗效和稳定性，就可供医疗保健使用。杂质的限量是指药物中所含杂质的最大允许量。药典规定的杂质检查主要为限量检查。检查时，一般不须测出杂质的准确含量，只要杂质的含量控制在限量范围内，即为合格。

药物中杂质的限量控制有3种方法：对照法、灵敏度法和比较法。其中，对照法应用广泛。

1. 对照法

对照法系取一定量被测杂质的纯物质或对照品配成标准溶液，与一定量供试品配成的供试液经同样处理后，比较两者的反应结果，从而确定所含杂质是否超过限量规定。使用此类方法时，需注意平行原则，供试品溶液和标准溶液应在完全相同的条件下反应，如加入的试剂、反应的温度、放置的时间等均应相同。只有这样，反应的结果才有可比性。

2. 灵敏度法

灵敏度法即在供试品溶液中加入试剂，在一定条件下反应，观察有无正反应出现，以不出现正反应为合格，即以该检测条件下反应的灵敏度来控制杂质限量。如纯化水中氯化物的检查是在50mL样品中加入稀硝酸和硝酸银试液，不得发生浑浊。本法不需对照品。

3. 比较法

比较法是对某些测定数值（如pH、炽灼残渣量、干燥失重量、吸收度等）要求不得超过其限量值或范围。如注射用青霉素钠在105℃干燥，减失重量不得超过 1.0%。本法不需对照品。

(二)杂质的限量计算

从杂质的来源考虑，完全除去药品中的杂质，既不可能，也无必要。因此，在不对人体有毒害、不影响药品稳定性和疗效、可供医疗保健使用的前提下，允许药品中存有一定量的杂质。这一允许量被称为杂质的限量，系指药品中所含杂质的最大允许量。药品中杂质的检查多数采用限量检查（limit test）。该检查不要求测定杂质的准确含量，而只检查其是否超过限量。

杂质的限量通常用百分之几或百万分之几来表示。对危害人体健康或影响药品稳定性的杂质允许的限量值很低，如砷盐毒性较大，其限量规定一般不超过 10mg/kg，药品标准中多数药品的砷盐限量为 1 ~ 2mg/kg。重金属易在体内积蓄引起慢性中毒，还会影响药品的稳定性，其限量一般不超过 50mg/kg，药品标准中多数药品的重金属限量为 10mg/kg 左右。药品中杂质的限量除需考虑杂质本身的性质外，还要根据生产所能达到的水平并参考各国药典的标准来制订。

根据定义，药品中杂质的限量可按照下式来计算：

$$\text{杂质限量}（L）= \text{杂质最大允许量} / \text{供试品量} \times 10\% \tag{4-1}$$

由于供试品中所含杂质的量是通过与一定量杂质标准溶液进行比较，所以杂质的最大允许量可由杂质标准溶液的体积（V）与浓度（c）的乘积获得。上式又可以表达如下：

$$\text{杂质限量}（L）= \text{杂质标准溶液的体积} \times \text{杂质标准溶液的浓度} / \text{供试品量} \times 100\% \tag{4-2}$$

或

$$L(\%)=\frac{V \times c}{m} \times 100\% \tag{4-3}$$

$$L(mg / kg)=\frac{V \times c}{m} \times 10^6 \tag{4-4}$$

药品中杂质限量的计算可分为以下 5 个类型，以具体实例说明。

1. 药品中杂质限量的计算

示例 1：对乙酰氨基酚中氧化物的检查

取对乙酰氨基酚 2.0g，加水 100mL，加热溶解后，冷却，过滤，取滤液 25mL，依法检查 (参见《中国药典》2015 年版)，与标准氯化钠溶液 5.0mL（1mL 相当于 10μgCl）制成的对照液比较，不得更浓。问氯化物的限量是多少？

解：

$$氯化物限量 = \frac{V \times c}{m} \times 100\% = \frac{5 \times 0.01}{\dfrac{2 \times 1000 \times 25}{100}} \times 100\% = 0.01\%$$

2. 标准溶液体积计算

示例 2：葡萄糖中重金属检查

取葡萄糖 4.0g，加水 23mL 溶解后，加醋酸盐缓冲液（pH3.5）2mL，依法检查 (参见《中国药典》2015 年版)，含重金属不得超过百万分之五。问应取标准铅溶液多少毫升（1mL 相当于 10μgPb）？

解：

$$5mg/kg = \frac{V \times c}{m} \times 10^6 = \frac{V \times 10}{4 \times 10^6} \times 10^6$$

$$V = \frac{5 \times 4 \times 10^6}{10 \times 10^6} = 2.0(\text{ml})$$

3. 供试品量的计算

示例 3：葡萄糖中砷盐检查

取 1mL 含砷 1μg 的标准溶液 2.0mL 制备砷斑，规定含砷量不得超过百万分之一，问应取供试品多少克？

解：

$$1mg/kg = \frac{2 \times 1 \times 10^{-6}}{m} \times 10^6$$

$$m = 2 \times 10^{-6} \times 10^6 = 2.0(g)$$

4. 标准溶液浓度的计算

示例 4：三氧化二砷标准溶液浓度的计算

精密称取三氧化二砷 0.132g，置于 1000mL 量瓶中，加 20% 的氢氧化钠溶液 5mL 溶解后，用适量的稀硫酸中和，再加稀硫酸 10mL，用水稀释至刻度，摇匀，作为储备液。临用前，精密量取储备液 10mL，置于 1000mL 量瓶中，加稀硫酸 10mL，用水稀释至刻度，摇匀，即配成标准砷溶液。求砷储备液的浓度和标准砷溶液的浓度（μg/mL）？

解：

$$砷储备液浓度 = \frac{0.132 \times 10^6 \times \frac{2As}{As_2O_3}}{1000} = 100(\mu g/ml)$$

$$标准砷溶液浓度 = \frac{10 \times 100}{1000} = 1(\mu g/ml)$$

5. 特殊杂质限量的计算

示例 5：磷酸可待因中吗啡检查

取本品 0.10g，加盐酸溶液（9→1000）5mL 使溶解，加亚硝酸钠试液 2mL，放置 15min，加氨试液 3mL，与吗啡溶液 [取无水吗啡 2.0mg 加盐酸溶液（9→1000）使溶解成 100mL]5.0mL 用同一方法制成的对照液比较，不得更深。问限量为多少？

解：

$$吗啡限量 = \frac{\frac{5 \times 2.0}{100}}{0.1 \times 1000} \times 100\% = 0.1\%$$

六、杂质控制

药物中的所有杂质都会不同程度地影响药物的稳定性和安全性。因此，有必要在药物的生产和储存过程中严格控制药物杂质的含量。杂质检查是控制药物质量的一项重要指标，药物的杂质检查分为一般杂质检查和特殊杂质检查。

（一）一般杂质检查

对于一般杂质的检查，《中国药典》规定了氯化物、硫酸盐、硫化物、硒、氟、氰化物、铁盐、重金属、砷盐、铵盐以及酸碱度、澄清度、溶液的颜色、干燥失重、水分、炽灼残渣、易炭化物、有机溶剂残留量等项目的检查方法及限度。

(二) 特殊杂质的检查

特殊杂质通常是指药物在生产和储存过程中，因为药物的性质、生产方式和工艺条件等因素而引入的杂质。这类杂质随药物的不同而不同，由于特殊杂质多种多样，所以检查方法也不尽相同。常用的方法有以下几种。

1. 物理法

物理法是利用药物与杂质在嗅、味、挥发性、颜色、溶解性及旋光性等方面的差异，检查所含有的杂质是否符合杂质限量规定。

2. 化学反应法

化学反应法通常有容量分析法、重量分析法、比色法和比浊法等方法。

3. 化学分析法

化学分析法常用的有紫外分光光度法、毛细管区带电泳法（CZE）及高效毛细管电泳法（HPCE）。如用紫外分光光度法检测三磷酸胞苷二钠在280nm 与 260nm 波长处测吸收度，比值应为 2.00～2.20；用 HPCE 分离测定枸橼酸托瑞米芬的 Z、E 异构体及四环素中的杂质脱水四环素、脱水差向四环素和金霉素等。

4. 色谱法

这是目前最常用也是最有效的药物杂质分析方法。由于色谱法具有灵敏度高、准确性好、简单、易行、快速高效等特点现在越来越多地被各国药典用于药物的杂质检查。

第二节 一般杂质检查

在原料药及其制剂的生产过程中，常用到酸、碱、反应试剂、催化剂等，从而引入无机杂质。这些杂质的产生主要与生产工艺过程有关，可反映生产工艺水平，并直接影响药品的稳定性。检查无机杂质对评价药品生产工艺的状况有重要意义。

一、氯化物的检查

（一）原理

利用氯化物在硝酸酸性溶液中与硝酸银试液的作用，生成氯化银白色浑浊液，与一定量的标准氯化钠溶液在相同条件下生成的氯化银浑浊液比较，不得更浓。

$$Ag^+ + Cl^- \rightarrow AgCl\downarrow$$

（二）方法

除另有规定外，取各品种项下规定量的供试品，加水溶解使成25mL（溶液如显碱性，可滴加硝酸使其成中性），再加稀硝酸10mL；溶液如不澄清，应过滤；置于50mL纳氏比色管中，加水使成约40mL，摇匀，即得供试品溶液。另取该品种项下规定量的标准氯化钠溶液，置于50mL纳氏比色管中，加稀硝酸10mL，加水使成40mL，摇匀，即得对照溶液。于供试品溶液与对照溶液中，分别加入硝酸银试液1.0mL，用水稀释使成50mL，摇匀，在暗处放置5min，同置黑色背景上，从比色管上方向下观察、比较，即得。

供试品溶液如带颜色，除另有规定外，可取供试品溶液2份，分别置于50mL纳氏比色管中，一份中加硝酸银试液1.0mL，摇匀，放置10min，如显浑浊，可反复过滤，至滤液完全澄清，再加规定量的标准氯化钠溶液与水适量使成50mL，摇匀，在暗处放置5min，作为对照溶液；另一份中加硝酸银试液1.0mL与水适量使成50mL，摇匀，在暗处放置5min，按上述方法与对照溶液比较，即得。

（三）注意事项

（1）在测定条件下，氯化物浓度以50mL中含50～80μg的Cl⁻（相当于标准氯化钠溶液5.0～8.0mL）为宜，所产生的浑浊梯度明显。因此，取用供试品量，应使氯化物的浓度处在此范围内。

（2）为使所产生的氯化银浑浊均匀，应先制成约40mL水溶液后，再加硝酸银试液，以免在较高浓度的氯化物存在时产生沉淀，影响比浊结果。加入硝酸银试液后，应缓慢混匀；如果过快，则生成的浑浊减少。

（3）在硝酸酸性条件下，可避免弱酸银盐（如碳酸银、磷酸银以及氧化银）沉淀的形成而干扰检查，同时还可加速氯化银沉淀的生成并产生较好的乳浊物。

（4）供试品溶液如不澄清，可用含硝酸的水溶液洗净滤纸中的氯化物后，再用此滤纸过滤供试品溶液。

（5）温度对产生氯化银的浊度有影响，30～40℃产生的浑浊最大。但作为限度检查，只要对照溶液与供试溶液在相同条件下操作后比较，仍可在室温进行。

（6）检查有机氯杂质，需经有机破坏，将有机氯转变为离子状态后，再依法检查。可采用600～700℃炽灼法或氧瓶燃烧法。

二、硫酸盐的检查

（一）原理

药物中微量的硫酸盐在稀盐酸酸性介质中与氯化钡生成硫酸钡白色浑浊，与一定量的标准硫酸钾溶液在相同条件下生成的硫酸钡浑浊液比较，不得更浓。

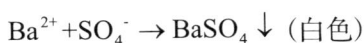

$$Ba^{2+}+SO_4^- \rightarrow BaSO_4 \downarrow （白色）$$

（二）方法

除另有规定外，取各品种项下规定量的供试品，加水溶解使成约40mL（溶液如显碱性，可滴加盐酸使成中性）；溶液如不澄清，应过滤；置于50mL纳氏比色管中，加稀盐酸2mL，摇匀，即得供试溶液。另取该品种项下规定量的标准硫酸钾溶液，置于50mL纳氏比色管中，加水使成约40mL，加稀盐酸2mL，摇匀，即得对照溶液。于供试溶液与对照溶液中，分别加入25%的氯化钡溶液5mL，用水稀释至50mL，充分摇匀，放置10min，同置黑色背景上，从比色管上方向下观察、比较，即得结果。

供试溶液如带颜色，除另有规定外，可取供试溶液2份，分置于50mL纳氏比色管中，一份中加25%的氯化钡溶液5mL，摇匀，放置10min，如显浑浊，可反复过滤，至滤液完全澄清，再加规定量的标准硫酸钾溶液与水适量使成50mL，摇匀，放置10mm，作为对照溶液；另一份中加25%的氯化钡溶液5mL与水适量使成50mL，摇匀，放置10min，按上述方法与对照溶液比较，即得。

（三）注意事项

（1）在测定条件下，硫酸盐的浓度以50mL中含0.1～0.5mg的SO_4^{2-}（相当于标准硫酸钾溶液1.0～5.0mL）为宜，所产生的浑浊梯度明显。因此，取用供试品量，应使硫酸盐的浓度处在此范围内。

（2）在盐酸酸性条件下，可防止碳酸钡或磷酸钡等沉淀的形成而干扰检查。但溶液的酸度过大则灵敏度下降。以溶液的pH约为1为宜，即50mL中含有稀盐酸2mL。

（3）供试品溶液如不澄清，可用含盐酸的水溶液洗净洁滤纸中的硫酸盐后，再用此滤纸过滤供试品溶液。

（4）氯化钡试液的浓度和反应温度对测定也有影响，氯化钡溶液的浓度在10%～25%范围内所呈硫酸钡的浑浊度差异不大。氯化钡浓度宜为25%，反应温度控制在30～35℃，测定结果比较稳定。另外，在加入氯化钡试液后，应立即充分摇匀，防止因局部过浓而影响产生浑浊的程度。

三、铁盐的检查（硫氰酸盐法）

微量铁盐的存在可能会加速药物的氧化和降解，因而要控制铁盐的限量。《中国药典》2015年版采用硫氰酸盐法，如下。

（一）原理

在盐酸酸性条件下，铁盐与硫氰酸铵生成红色可溶性硫氰酸铁配位离子，在与一定量的标准铁溶液用同法处理后所得的颜色进行比较，颜色不得更深。

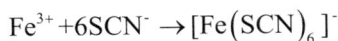

$$Fe^{3+}+6SCN^- \rightarrow [Fe(SCN)_6]^-$$

(二) 方法

除另有规定外，取各品种项下规定量的供试品，加水溶解使成 25mL，置于 50mL 纳氏比色管中，加稀盐酸 4mL 与过硫酸铵 50mg，用水稀释使成 35mL 后，加 30% 的硫氰酸铵溶液 3mL，再加水适量稀释成 50mL，摇匀；如显色，立即与定量标准铁溶液制成的对照溶液 (取该品种项下规定量的标准铁溶液，置于 50mL 纳氏比色管中，加水使成 25mL，加稀盐酸 4mL 与过硫酸铵 50mg，用水稀释使成 35mL 后，加 30% 的硫氰酸铵溶液 3mL，再加水适量稀释成 50mL，摇匀) 比较，即得。如供试管与对照管色调不一致时，可分别移至分液漏斗中，各加正丁醇 20mL 提取；待分层后，将正丁醇层移置于 50mL 纳氏比色管中，再用正丁醇稀释至 25mL，比较，即得。

(三) 注意事项

(1) 在测定条件下，当 50mL 中含 5 ~ 90 μg 的 Fe^{3+} 时，溶液的吸收度与浓度呈良好线性关系。目视比色时以 50mL 溶液中含 10 ~ 50 μg 的 Fe^{3+}(相当于标准铁溶液 1.0 ~ 5.0mL) 为宜，所产生的溶液色泽梯度明显、易于区别。因此，取用供试品量应使铁盐的浓度处在此范围内。

(2) 在盐酸酸性条件下反应，可防止 Fe^{3+} 的水解，以 50mL 溶液中含稀盐酸 4mL 为宜。加入氧化剂过硫酸铵即可氧化供试品中 Fe^{2+} 成 Fe^{3+}，又可防止由于光线使硫氰酸铁还原或分解褪色。

(3) 某些药物 (如葡萄糖、糊精和硫酸镁等) 在检查过程中需加硝酸处理，硝酸也可将 Fe^{2+} 氧化成 $^{3+}$。因硝酸中可能含亚硝酸，它能与硫氰酸根离子作用，生成红色亚硝酰硫氰化物，影响比色，所以剩余的硝酸必须加热煮沸除去。

(4) 铁盐与硫氰酸根离子的反应为可逆反应，因此加入过量的硫氰酸铵，不仅可以增加生成的配位离子的稳定性，提高反应灵敏度，还能消除因氯化物等与铁盐形成配位化合物而引起的干扰。

(5) 某些有机药物特别是具环状结构的有机药物，在实验条件下不溶解或对检查有干扰，则需经炽灼破坏，使铁盐转变成 Fe_2O_3 留于残渣中。处理后再依法检查。

四、重金属的检查

重金属是指在实验条件下能与硫代乙酰胺或硫化钠作用显色的金属杂质，如银、铅、汞、铜、镉、铋、锑、锡、锌、钴及镍等。重金属影响药物的稳定性及安全性。因为在药品生产中遇到铅的机会较多，且铅易积蓄引起中毒，故各国药典中对重金属检查时，均以铅为重金属的代表，以铅的限量表示重金属限量。《中国药典》规定了重金属检查的 3 种方法：硫代乙酰胺法、炽灼后的硫代乙酰胺法和硫化钠法。

（一）第一法：硫代乙酰胺法

硫代乙酰胺法适用于溶于水、稀酸和乙醇的药物，为最常用的方法。

1. 原理

硫代乙酰胺在弱酸性（pH3.5 醋酸盐缓冲液）条件下水解，产生硫化氢，与微量银、铅、铜、汞、镉、钴、锡及镍等金属离子生成黄色到棕黑色的硫化物均匀混悬液，在与一定量的标准铅溶液用同法处理后所呈的颜色进行比较，颜色不得更深。

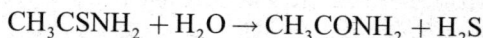

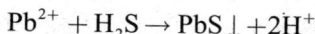

$$CH_3CSNH_2 + H_2O \rightarrow CH_3CONH_2 + H_2S$$

$$Pb^{2+} + H_2S \rightarrow PbS\downarrow + 2H^+$$

2. 方法

除另有规定外，取 25mL 纳氏比色管 3 支，甲管（标准管）中加标准铅溶液一定量与醋酸盐缓冲液（pH3.5）2mL 后，加水或各品种项下规定的溶剂稀释成 25mL；乙管（供试品管）中加入按该品种项下规定的方法制成的供试品溶液 25mL；丙管（标准加样管）中加入与乙管相同重量的供试品，加配制供试品溶液的溶剂适量使溶解，再加与甲管相同量的标准铅溶液与醋酸盐缓冲液（pH3.5）2mL 后，用溶剂稀释成 25mL；再在甲、乙、丙 3 管中分别加硫代乙酰胺试液各 2mL，摇匀，放置 2min，同置白纸上，自上向下透视。当丙管中显出的颜色不浅于甲管时，乙管中显示的颜色与甲管比较，不得更深。如丙管中显出的颜色浅于甲管，应取样按第二法重新检查。

3. 注意事项

（1）在测定条件下，当 27mL 溶液中含 $10 \sim 20\mu g$ 的 Pb^{2+} 时，目视比色最为适宜（相当于标准铅溶液 $1.0 \sim 2.0mL$）。因此，取用供试品量应使铅的浓度处在此范围内。

（2）供试品中如含有高铁盐，在弱酸性溶液中易氧化硫化氢析出硫，产生浑浊，影响重金属检查。这时，可先在各管中分别加入维生素 C0.5 ~ 1.0g，使高铁离子还原为亚铁离子后，再按上述方法检查。

（3）溶液的 pH 对于金属离子与硫化氢呈色影响较大。当 pH 值为 3.0 ~ 3.5 时，硫化铅沉淀较完全；酸度增大，重金属离子与硫化氢呈色变浅，甚至不显色。因此，若供试品用强酸溶解，或在处理中使用了强酸，在加入硫代乙酰胺试液前，应先加氨水至溶液对酚酞指示剂显中性，再加 pH3.5 醋酸盐缓冲液调节溶液的酸度。

（4）配制供试品溶液时，如使用的盐酸超过 1mL，氨试液超过 2mL，或加入其他试剂进行处理时，为避免标准管的基质差异，应当进行平行处理。除另有规定外，甲管溶液应取同样同量的试剂置于瓷皿中蒸干后，加醋酸盐缓冲液（pH3.5）2mL 与水 15mL，微热溶解后，移至纳氏比色管中，加标准铅溶液一定量，再用水或各品种项下规定的溶剂稀释成 25mL。

（二）第二法：炽灼后的硫代乙酰胺法

炽灼后的硫代乙酰胺法适用于难溶于水、稀酸或与水互溶有机溶剂的有机药物，以及含有可与金属离子强配位基团的芳环、杂环药物。

1. 原理

将供试品炽灼破坏后，加硝酸加热处理，使有机物分解。破坏完全后，再按第一法进行检查。

2. 方法

除另有规定外，取该品种炽灼残渣项下遗留的残渣，加硝酸 0.5mL，蒸干，至氧化氮蒸气除尽后（或取供试品一定量，缓缓炽灼至完全炭化，放冷，加硫酸 0.5 ~ 1.0mL，使其恰湿润，用低温加热至硫酸除尽后，加硝酸 0.5mL，蒸干，至氧化氮蒸气除尽后，放冷，在 500 ~ 600℃炽灼使完全灰化），放冷，加盐酸 2mL，置于水浴上蒸干后加水 15mL，滴加氨试液至对酚酞指示液显中性，再加醋酸盐缓冲液（pH3.5）2mL，微热溶解后，移置纳氏比色管中，加水稀释成 25mL，作为乙管（供试品管）；另取配制供试溶液的试剂，置于瓷皿中蒸干后，加醋酸盐缓冲液（pH3.5）2mL 与水 15mL，微热溶解后，移置纳氏比色管中，加一定量标准铅溶液，再用水稀释成 25mL，作为甲管（标准管）；再在甲、乙两管中分别加硫代乙酰胺试液各 2mL，摇匀，放置 2min，同置白纸上，自上向下透视，乙管中显出的颜色与甲管比较，不得更深。

3. 注意事项

（1）炽灼温度对重金属检查影响较大，温度越高，重金属损失越多。例如，铅在 700℃炽灼 6h，回收率仅为 32%。因此，应控制供试品炽灼温度在 500～600℃，以减少重金属的损失。

（2）炽灼残渣加硝酸加热处理后，必须蒸干，除尽氧化氮，否则亚硝酸可氧化硫化氢析出硫，影响比色。

（3）为了消除盐酸或其他试剂中夹杂重金属的影响，在配制供试品试液时，如使用盐酸超过 1mL（或与盐酸 1mL 相当的稀盐酸），使用氨试液超过 2mL，以及用硫酸与硝酸进行有机破坏或其他试剂处理时，除另有规定外，甲管（标准管）应取同样同量试剂置于瓷皿中蒸干后，依法检查。

（4）含钠盐或氟的有机药物，在炽灼时能腐蚀瓷坩埚，而引入重金属，应改用铂坩埚或硬质玻璃蒸发皿。

（三）第三法：硫化钠法

硫化钠法适用于溶于碱性水溶液而难溶于稀酸或在稀酸中即生成沉淀的药物，如磺胺类、巴比妥类药物等。

1. 原理

在碱性介质中，以硫化钠为沉淀剂，使 Pb^{2+} 生成 PbS 微粒的混悬液，与一定量的标准铅溶液经同法处理后所呈的颜色进行比较，判断供试品中重金属是否符合限量规定。

$$Pb^{2+} + S^{2-} \rightarrow PbS\downarrow$$

2. 方法

除另有规定外，取供试品适量，加氢氧化钠试液 5mL 与水 20mL 溶解后，置纳氏比色管中，加硫化钠试液 5 滴，摇匀，与一定量的标准铅溶液同样处理后的颜色比较，不得更深。

3. 注意事项

（1）硫化钠试液对玻璃有一定的腐蚀性，且久置后会产生絮状物，应临用新制。

（2）饱和硫化氢水溶液。上述方法中使用的硫化钠试液或硫代乙酰胺试液，均可以使用新制的饱和硫化氢溶液替代。硫化氢气体均使用硫化铁（FeS）细粒与稀盐酸作用新鲜制得，经导气管引入纯净水中被吸收，即得饱和硫化氢水溶液，应现配现用；否则，硫化氢易被氧化析出硫，产生浑浊，影响重金属检查。

五、砷盐的检查

砷盐为毒性杂质，须严格控制其限量。砷盐多由药物生产过程中使用的无机试剂引入，多种药物中要求检查砷盐。

(一) 第一法：古蔡氏法

1. 原理

金属锌与酸作用产生新生态的氢，与药物中微量砷盐反应生成具有挥发性的砷化氢，遇溴化汞试纸产生黄色至棕色的砷斑，与一定量砷标准溶液生成的砷斑比较，颜色不得更深。

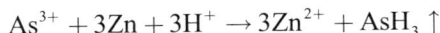

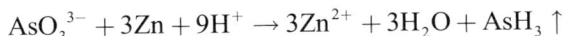

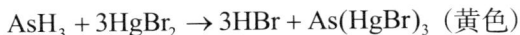

$$As^{3+} + 3Zn + 3H^+ \rightarrow 3Zn^{2+} + AsH_3 \uparrow$$

$$AsO_3^{3-} + 3Zn + 9H^+ \rightarrow 3Zn^{2+} + 3H_2O + AsH_3 \uparrow$$

$$AsH_3 + 3HgBr_2 \rightarrow 3HBr + As(HgBr)_3 （黄色）$$

2. 方法

测试时，于导气管中装入醋酸铅棉花 60mg（装管高度约 60~80mm），再于旋塞的顶端平面上放一片溴化汞试纸（试纸大小以能覆盖孔径而不露出平面外为宜），盖上旋塞盖并旋紧，即得。

（1）标准砷斑的制备。精密量取标准砷溶液 2mL，置于瓶中，加盐酸 5mL 与水 21mL，再加碘化钾试液 5mL 与酸性氯化亚锡试液 5 滴，在室温放置10min后，加锌粒2g，立即将按上法装妥的导气管密塞于瓶上，并将瓶置于25～40℃水浴中，反应45min，取出溴化汞试纸，即得。

若供试品需经有机破坏后再行检砷，则应取标准砷溶液代替供试品，按照该品种项下规定的方法同法处理后，依法制备标准砷斑。

（2）检查法（样品砷斑的制备）。取按各品种项下规定方法制成的供试品溶液，置于瓶中，按照标准砷斑的制备，自"再加碘化钾试液5mL"起，依法操作。将生成的砷斑与标准砷斑比较，不得更深。

4. 注意事项

（1）标准砷溶液1mL相当于1μg的As。砷溶液浓度过大或偏小，制得的砷斑过深或偏浅，会影响比色的正确性。因此，当药物的含砷限量不同时，供试品的取用量应按规定改变。

（2）氢气发生的速度过缓或过于剧烈，都将影响砷化氢的逸出速度，使砷斑的色泽和清晰程度受影响。氢气的发生速度与溶液的酸度、锌粒的粒度与用量以及反应温度等有关。应使用无砷锌粒，粒度较大时，用量应酌情增加，反应时间应延长为1h。

（3）加入碘化钾及氯化亚锡将五价砷还原为三价砷，有利于生成砷化氢的反应不断进行。另外，氯化亚锡与碘化钾还可抑制锑化氢的生成，消除锑存在的干扰。

（4）仪器与试剂要求。所用仪器和试剂等照本法检查，均不应生成砷斑，或至多生成仅可辨认的斑痕。

（二）第二法：二乙基二硫代氨基甲酸银法（DDC-Ag）

1. 原理

金属锌与酸作用产生新生态的氢，与药物中微量砷盐反应，生成具有挥发性的砷化氢；砷化氢遇二乙基二硫代氨基甲酸银，使其还原产生红色的胶态银，用目视比色法或在510nm波长处测定吸光度，再与一定量标准砷溶液同法处理后得到的有色溶液进行比较。

2. 方法

测试时，于导气管中装入醋酸铅棉花60mg（装管高度约80mm），并于管中精密加入二乙基二硫代氨基甲酸银试液5.0mL。

（1）标准砷对照液的制备。精密量取标准砷溶液 5mL，置于瓶中，加盐酸 5mL 与水 21mL，再加碘化钾试液 5mL 与酸性氯化亚锡试液 5 滴，在室温放置 10min 后，加锌粒 2g，立即将导气管与瓶密塞，使生成的砷化氢气体导入管中，并将瓶置于 25～40℃水浴中，反应 45min 后，取出管，添加三氯甲烷至刻度，混匀，即得。

若供试品需经有机破坏后再行检砷，则应取标准砷溶液代替供试品，按照该品种项下规定的方法同法处理后，依法制备标准砷对照液。

（2）检查法。取按照各品种项下规定方法制成的供试品溶液，置于瓶中，按照标准砷对照液的制备，自"再加碘化钾试液 5mL"起，依法操作。将所得溶液与标准砷对照液同置白色背景上，从管上方向下观察、比较，所得溶液的颜色不得比标准砷对照液更深。必要时，可将所得溶液转移至 1cm 吸收池中，按照紫外 - 可见分光光度法（《中国药典》2015 年版通则 0401）在 510nm 波长处以二乙基二硫代氨基甲酸银试液做空白，测定吸光度，与标准砷对照液按同法测得的吸光度比较，即得。

3. 注意事项

（1）当 As 浓度为 1～10μg/mL 范围内时，线性关系良好，显色在 2h 内稳定，重现性好，并可测得砷盐含量。

（2）所用仪器和试液等按照本法检查，均不应生成砷斑，或至多生成仅可辨认的斑痕。

（3）制备标准砷斑或标准砷对照液，应与供试品检查同时进行。

（4）本法所用锌粒应无砷，以能通过一号筛的细粒为宜；如使用的锌粒较大时，用量应酌情增加，反应时间亦应延长为 1h。

（5）醋酸铅棉花系取脱脂棉 1.0g，浸入醋酸铅试液与水的等容混合液 12mL 中，湿透后，挤压除去过多的溶液，并使之疏松，在 100℃以下干燥后，储于玻璃塞瓶中备用。

六、易炭化物的检查

（一）定义

易炭化物检查法是检查药品中遇硫酸易炭化或易氧化而呈色的微量有

机杂质。这类杂质大多数结构未知，用硫酸呈色的方法可以简便地控制它们的总量。

（二）方法

取内径一致的比色管两支：甲管中加各品种项下规定的对照溶液 5mL；乙管中加硫酸 [含硫酸 94.5% ~ 95.5%（g/g）]5mL 后，分次缓缓加入规定量的供试品，振摇使溶解。除另有规定外，静置 15min 后，将甲乙两管同置白色背景前，平视观察，乙管中所显颜色不得较甲管更深。

供试品如为固体，应先研成细粉。如需加热才能溶解时，可取供试品与硫酸混合均匀，加热溶解后，放冷，再移置比色管中。

（三）注意事项

（1）比色时，应将甲、乙两管同置白色背景前，平视观察比较，判断结果。

（2）硫酸的浓度、反应温度与时间均影响易炭化物所呈现的颜色，必须按规定严格控制。

七、炽灼残渣的检查

炽灼残渣系指有机药品经炭化或挥发性无机药品加热分解后，高温炽灼，所产生的非挥发性无机杂质的硫酸盐灰分。此检查法用于控制有机药品和挥发性无机药品中存在的非挥发性无机杂质。

（一）方法

取供试品 1.0 ~ 2.0g 或各品种项下规定的重量，置于已炽灼至恒重的坩埚（如供试品分子中含有碱金属或氟元素，则应使用铂坩埚）中，精密称定，加硫酸 0.5 ~ 1mL 使湿润，缓缓炽灼至完全炭化，放冷至室温。除另有规定外，加硫酸 0.5 ~ 1mL 使湿润，低温加热至硫酸蒸气除尽后，在 700 ~ 800℃炽灼使完全灰化，移置干燥器内，放冷至室温。精密称定后，再在 700 ~ 800℃炽灼至恒重，即得。如需将残渣留作重金属检查，则炽灼温度必须控制在 500 ~ 600℃。

炽灼残渣含量（%）=（残渣及坩埚重量－空坩埚重量）/ 原料重量 × 100%

$$(4-5)$$

（二）注意事项

（1）残渣限量一般控制在 0.1%～0.2%，即炽灼残渣量为 1～2mg。供试品的取用量应根据炽灼残渣限量和称量误差决定。样品量过多，炭化和灰化的时间太长；样品量太少，称量误差增大。

（2）为避免供试品炭化时骤然膨胀逸出，可采用将坩埚斜置方式，缓缓加热，直至完全灰化（不产生烟雾）。在进入高温炉内炽灼前，务必蒸发除尽硫酸，以免硫酸蒸气腐蚀炉腔，造成漏电事故。

（3）恒重系指供试品连续 2 次炽灼后的重量差在 0.3mg 以下。炽灼至恒重的第 2 次称重应在继续炽灼 30min 后进行。

（4）瓷坩埚编号可采用蓝黑墨水与三氯化铁溶液的混合液涂写，经烘烤后编号不易除去。

八、干燥失重的检查

干燥失重系指药品在规定的条件下，经干燥后所减失的量，以百分率表示。干燥失重的内容物主要指水分，也包括其他挥发性物质，如残留的挥发性有机溶剂等。干燥失重的量应恒重。由干燥至恒重的第 2 次及以后各次称重均应在规定的条件下继续干燥 1h 后进行。连续 2 次干燥后的重量差在 0.3mg 以下。

干燥失重测定方法主要有以下几种。

（一）常压恒温干燥法

本法适用于受热较稳定的药品。

1. 方法

取供试品，混合均匀（如为较大的结晶，应先迅速捣碎使成 2mm 以下的小粒），取约 1g 或各品种项下规定的重量，置于供试品相同条件下干燥至恒重的扁形称量瓶中，精密称定。除另有规定外，在 105℃ 干燥至恒重，由减失的重量和取样量计算供试品的干燥失重。

$$干燥失重（\%）= 减失样重量 / 取样量 \times 100\% \qquad (4\text{-}6)$$

2. 注意事项

（1）供试品干燥时，为了使水分及挥发性物质易于挥散，应平铺于扁形称量瓶中，厚度不超过 5mm；如为疏松物质，厚度不超过 10mm。放入烘箱或干燥器进行干燥时，应将瓶盖取下，置于称量瓶旁，或将瓶盖半开进行干燥。取出时，须先将称量瓶盖盖好，置于干燥器中放冷至室温，然后称定重量。

（2）某些药品中含有较大量的水分，熔点又较低，直接在 105℃干燥，供试品易融化，表面结成一层薄膜，使水分不易继续挥发。应先将供试品于较低的温度下干燥至大部分水分除去后，再按规定的要求干燥。

（3）某些易吸湿或受热发生相变而达不到恒重的药品，可采用一定温度下、干燥一定时间所减失的重量代表干燥失重。

（4）当供试品为膏状物时，应先取一含洗净粗砂粒及一小玻棒的称量瓶于规定条件下干燥至恒重，然后称入一定量的供试品，用玻棒搅匀、干燥，并在干燥过程中搅拌数次，促使水分挥发，直至恒重。

（二）干燥剂干燥法

本法适用于受热易分解或易于挥发的药品。

1. 方法

将供试品置于干燥器内，利用干燥器内储放的干燥剂，吸收供试品的水分，干燥至恒重。常用的干燥剂有硅胶、硫酸及五氧化二磷等。

2. 注意事项

（1）五氧化二磷的吸水效率、吸水容量和吸水速度均较好，但五氧化二磷价格较贵，且不能反复使用。

（2）硫酸的吸水效率与吸水速度次于五氧化二磷，但吸水容量比五氧化二磷大，价格也较便宜。含水硫酸置烧杯中加热至冒白烟，并保持在 110℃左右约 30min，即可除去水分，可反复使用。

（3）硅胶的吸水效率次于五氧化二磷，大于硫酸。含水硅胶在 105℃下干燥后又可恢复为无水物。因变色硅胶具有使用方便、价廉、无腐蚀性且可重复使用的特点，所以它是最常用的干燥剂。

（三）减压干燥法与恒温减压干燥法

本法适用于熔点低或受热分解的供试品。采用减压干燥器（通常为室温）干燥时，除另有规定外，压力应在 2.67kPa（20mmHg）以下，温度为 60℃。

干燥器中常用的干燥剂为五氧化二磷、无水氯化钙或硅胶，恒温减压干燥器中常用的干燥剂为五氧化二磷。应及时更换干燥剂，使其保持在有效状态。有时也可不用干燥剂。

减压干燥器初次使用时，应做好防护后再进行减压，以防炸裂伤人。开盖时，必须先将活塞缓缓旋开，使空气缓缓进入，切忌气流进入得太快，将称量瓶中的供试品吹散；在供试品取出后应立即关闭活塞。

九、溶液颜色的检查

有色杂质可能在药品的生产过程中引入，也可能从储藏过程中产生，药品溶液的颜色及其与规定颜色的差异能在一定程度上反映药品的纯度。本法系将药品溶液的颜色与规定的标准比色液相比较，或在规定的波长处测定其吸光度，以检查其颜色。

标准比色液，是由三基色的"比色用重铬酸钾液（$0.800mgK_2Cr_2O_7/mL$，黄色）""比色用硫酸铜液（$62.4mgCuSO_4 \cdot 5H_2O/mL$，蓝色）"和"比色用氯化钴液（$59.5mgCoCl_2 \cdot 6H_2O/mL$，红色）"按照一定比例与水混合制得不同色调（绿黄色、黄绿色、黄色、橙黄色、橙红色和棕红色）的标准储备液，再取 0.25mL、0.50mL、1.0mL、1.5mL、…、10mL 等不同的递增体积，分别加水稀释至 10mL 的方法，而制得各色调的色号为 0.5、1、2、3～10 的标准比色液。

若规定为"无色"，系指供试品溶液的颜色与水或所用溶剂相同；"几乎无色"，系指供试品溶液的颜色不深于相应色调 0.5 号标准比色液。

（一）目视比色法

目视比色法指将规定浓度的药物溶液的颜色与规定色调和色号的标准比色液的颜色进行目视比较。根据颜色的深浅来判断检查的结果：规定不得更深。方法如下：除另有规定外，取各品种项下规定量的供试品，加水溶解，置于 25mL 的纳氏比色管中，加水稀释至 10mL。另取规定色调或色号的标准比色液 10mL，置于另一 25mL 的纳氏比色管中，2 管同置白色背景上，自上向下透视，或同置白色背景前，平视观察，供试品管呈现的颜色与对照管比较，不得更深。如供试品管呈现的颜色与对照管的颜色深浅非常接近或色调不尽一致，使目视观察无法辨别两者的深浅时，应改用色差计法测定，并将其测定结果作为判定依据。

检查时，根据供试品所含有色杂质的颜色及对有色杂质限量要求，选择相应色号的标准比色液作为对照液，进行比较。

（二）吸光度比较法

除另有规定外，取各品种项下规定量的供试品，加水溶解成 10mL，必要时过滤（除去不溶性杂质对吸光度测定的干扰），滤液按照分光光度法于规定波长处测定，吸光度不得超过规定值。

（三）色差计法

色差计法系使用具备透射测量功能的测色色差计直接测定溶液的透射三刺激值，对其颜色进行定量表述和分析的方法。供试品溶液与标准比色液之间的颜色差异，可以通过分别比较它们与水之间的色差值（$\triangle E^*$）来测定，也可以通过直接比较它们之间的色差值来测定。限度规定：供试品溶液与水的色差值应不超过标准比色液与水的色差值。

十、溶液澄清度的检查

澄清度可反映药品溶液中的微量不溶性杂质存在情况，在一定程度上又可反映药品的质量和生产工艺水平，对于供制备注射液用原料药品的纯度检查尤为重要。

（一）原理

当药物溶液中存在分散的细微颗粒时，当直线光通过溶液时，细微颗粒可引起光的散射。测量光的散射就可以体现溶液的浊度。

（二）方法

在室温条件下，将用水稀释至一定浓度的供试品溶液与等量的浊度标准液分别置于配对的比浊用玻璃管（内径为 15～16mm，平底，具塞，以无色、透明、中性硬质玻璃制成）中，在浊度标准液制备 5min 后，在暗室内垂直同置于伞棚灯下，照度为 1000lx，从水平方向观察、比较，以检查溶液的澄清度或其浑浊程度。除另有规定外，供试品溶解后应立即检视。品种项下规定的"澄清"，系指供试品溶液的澄清度与所用溶剂相同，或未超过 0.5 号浊度标准液。

（1）浊度标准贮备液的制备。称取于 105℃干燥至恒重的硫酸肼 1.00g，置于 100mL 量瓶中，加水适量使溶解，必要时可在 40℃的水浴中温热溶解，并用水稀释至刻度，摇匀后放置 4～6h；取此溶液与等容量的 10% 乌洛托品溶液混合、摇匀，于 25℃避光静置 24h，即得。本液应置冷处避光保存，可在 2 个月内使用，用前摇匀。

（2）浊度标准原液的制备。取浊度标准贮备液 15.0mL，置于 1000mL 量瓶中，加水稀释至刻度，摇匀，取适量，置 1cm 吸收池中，按照紫外 - 可见分光光度法在 550nm 的波长处测定，其吸光度应在 0.12～0.15 范围内。本液应在 48h 内使用，用前摇匀。

（三）注意事项

（1）光线和温度对混悬液的形成有影响。在阳光直射下形成的混悬液的浊度较低，在自然或荧光灯下形成的混悬液的浊度相近，在暗处形成的混悬液的浊度最高。

（2）浊度标准液的制备，在低温（-1℃）时反应不能进行，不产生沉淀；温度较高时形成的混悬液的浊度稍低。因此，规定在 25℃避光静置 24h，制备浊度标准贮备液。

（3）多数药物的澄清度检查以水为溶剂，但也有或同时用酸、碱或有机溶剂（如乙醇、甲醇、丙酮）做溶剂的情况。强调用"新沸过的冷水"，这是因为水中若溶有二氧化碳，将影响溶液的澄清度。

（4）供制备注射用的原料药物，往往既要检查溶液澄清度，又要检查溶液颜色，如美罗培南的检查。

十一、中药材杂质检查部分方法举例

(一) 药材中混存杂质检查法

药材中混存的杂质，直接影响药材纯度、质量及后续产品的质量，影响用药安全。按《中国药典》2015年版要求，药材中混存的杂质需检查。

1. 方法

(1) 取规定量的供试品，摊开，用肉眼或放大镜 (5~10倍) 观察，将杂质拣出；如其中有可以筛分的杂质，则通过适当的筛，将杂质分出。

(2) 将各类杂质分别称重，计算其在供试品中的含量 (%)。

2. 注意事项

(1) 药材中混存的杂质如与正品相似，难以从外观鉴别时，可称取适量，进行显微、化学或物理鉴别试验。证明其为杂质后，计入杂质重量中。

(2) 杂质检查所用的供试品量，除另有规定外，按药材和饮片取样法称取。

(二) 水分测定法

固体中成药多数要检查水分，因为水分含量过高，可引起成药结块、霉变或有效成分的分解。因此，水分是丸剂、散剂、颗粒剂、胶囊剂等固体制剂的常规检查项目。《中国药典》通则收载有水分测定法，共有以下四法。

1. 烘干法

(1) 原理。药品在 100~105℃干燥后所减失的重量，即为水分。

(2) 方法。取供试品 2~5g，平铺于干燥至恒重的扁形称瓶中，厚度不超过 5mm，疏松供试品不超过 10mm，精密称定。打开瓶盖在 100~105℃干燥 5 小时，将瓶盖盖好，移置干燥器中，冷却 30 分钟，精密称定重量。再在上述温度干燥 1 小时，冷却，称重。至连续两次称重的差不超过 5mg 为止。根据减失的重量，计算供试品中含水量 (%)。

(3) 注意事项。

① 本法适用于不含或少含挥发性成分的药品。《中国药典》中西洋参中水分即是采用此法测定的。规定水分不超过 13.0%。

② 测定用供试品一般先破碎成直径不超过 3mm 的颗粒或碎片。直径和长度在 3mm 以下者可不破碎。

③ 采用本法时，若供试品含水量较多，又含有大量糖类，直接在 105℃干燥时会发生熔化现象，使表面形成一层薄膜，阻碍水分的继续蒸发，所以应先在低温下烘去大部分水分，再在规定温度下干燥至恒重。

2. 甲苯法

（1）原理。利用水与甲苯在 69.3℃共沸蒸出，收集馏出液。待分层后由刻度管测定出所含水的量。

（2）方法。取供试品适量（相当于含水量 1~4mL），精密称定，置于瓶中，加甲苯 200mL，必要时加入玻璃珠数粒。将仪器各部分连接，自冷凝管顶端加入甲苯，至充满管的狭细部分。将瓶置于电热套中或用其他适宜方法缓缓加热，待甲苯开始微沸时，调节温度，使每秒钟馏出 2 滴。待水分完全馏出，即测定管刻度部分的水量不再增加时，将冷凝管内部先用甲苯冲洗，再用饱蘸甲苯的长刷或其他适宜的方法将管壁上附着的甲苯推下，继续蒸馏 5 分钟。放冷至室温，拆卸装置，如有水黏附在管的管壁上，可用蘸甲苯的铜丝推下，放置，使水与甲苯完全分离（可加亚甲蓝粉末少量，使水染成蓝色，以便分离观察）。检读水量，并计算出供试品中的含水量（％）。

（3）注意事项。

① 本法适用于含挥发性成分的药品。本法不适用于微量水分的测定。《中国药典》中牡丹皮、郁金中的水分即采用此法测定的，分别规定水分不得超过 13.0％和 15.0％。

② 甲苯的预处理时先加少量水，充分振摇后放置，将水分离弃去，甲苯经蒸馏后使用。因为每 200mL 甲苯可吸收水分 0.1mL，若不经预处理，可能使测定结果偏低。

3. 减压干燥法

（1）原理。在一定温度下，采用减压干燥器干燥，压力控制在 2.67kPa（20mmHg）以下使干燥温度降低，时间缩短。

（2）方法。见《中国药典》（通则 0832）。

（3）注意事项。

① 本法适用于含有挥发性成分或贵重的药品。如麝香保心丸中的水分

可用此法测定。因处方中含有麝香等几味贵重药，且该药为微丸，取样量小，不宜用常量水分测定法。

② 测定用供试品需先经 2 号筛。

③ 取直径为 12cm 左右的培养皿，加入新鲜五氧化二磷干燥剂适量，使铺成 0.5 ~ 1cm 的厚度，放入直径为 30cm 的减压干燥器中。

④ 进行减压干燥时，减压操作宜逐渐进行，不可骤然大幅度减压。

4. 气相色谱法

（1）方法

色谱条件与系统适用性试验：用直径为 0.18 ~ 0.25mm 的二乙烯苯—乙基乙烯苯型高分子多孔小球作为载体，柱温为 140 ~ 150℃，热导检测器检测。注入无水乙醇，按照气相色谱法测定，应符合下列要求：

① 水峰计算的理论板数应大于 3000，用乙醇峰计算的理论板数应大于 200。

② 水和乙醇两峰的分离度应大于 2。将无水乙醇进样 5 次，水峰面积的相对标准偏差不得大于 2.0%。

③ 标准溶液的制备。取纯化水约 0.2g，置于 25mL 量瓶中，精密称定，加无水乙醇至刻度，摇匀，即得。

④ 供试品溶液的制备。取供试品适量（含水量约 0.2g），粉碎或研细，精密称定，置于具塞锥形瓶中，精密加入无水乙醇 50mL，混匀，超声处理 20 分钟，放置 12 小时，再超声处理 20 分钟，离心，取上清液，即得。

⑤ 测定法。取无水乙醇、标准溶液及供试品溶液各 5μl，注入气相色谱仪，计算，即得。

（2）注意事项

① 本法适用于含挥发性成分或贵重的药品。《中国药典》中辛夷中的水分即采用此法，规定水分不得超过 18.0%。

② 无水乙醇含水量约 3%，标准溶液与供试品溶液的配制需用同一批号试剂。无水乙醇中的含水量需要扣除。含水量的计算采用外标法。但无水乙醇作为溶剂，其含水量扣除方法如下：

标准溶液中水峰面积 ＝ 标准溶液中总水峰面积 － K × 标准溶液中乙醇峰面积

供试品溶液中水峰面积 = 供试品溶液中总水峰面积 − K × 供试品溶液
中乙醇峰面积

$$K = \frac{无水乙醇中水峰面积}{无水乙醇中乙醇峰面积}$$

(三) 浸出物测定法

浸出物包括有效成分浸出物和大类成分浸出物。由于中药中的某一个成分不能代表其功能主治，或有效成分的含量太低，都可采用浸出物测定法，因此该方法是非常有效的质量控制检查内容。如可根据药物的性质有针对性地选择不同的溶剂为浸出物测定溶剂。常用的有水、乙醇、正丁醇和乙醚等。浸出物的测定在选择溶剂时，须结合已知成分的性质来选择适当溶剂。例如：姜浸膏，用醚浸出物做指标较合适；含有较多皂苷的中药，可先用有机溶剂脱脂后，再选用正丁醇做浸出物的溶剂。总之，如果中药中含有挥发油类成分，可选用极性较小的亲脂性有机溶剂；所含成分在水中溶解度大，可选择水作为溶剂。其原则是相似相溶，即药物的大类成分或有效成分极性大，选择浸出物测定的溶剂极性也要大，反之亦然。对含有多种大类成分，可分别测定，并加以比较，筛选出最为合理的溶剂进行浸出物测定，如水溶性浸出物、醇溶性浸出物以及醚溶性浸出物的测定等。浸出物的建立是以测试 10 个批次样品的 20 个数据为准。

1. 水溶性浸出物测定法

测定用的供试品须粉碎，使能通过 2 号筛，并混合均匀。常用的方法有冷浸法和热浸法，见 2015 版《中国药典》(通则 2201)。

2. 醇溶性浸出物测定法

照水溶性浸出物测定法测定 (热浸法须在水浴上加热)。以各品种项下规定浓度的乙醇或甲醇代替水为溶剂。

第三节　特殊杂质检查

检查药物中存在的微量杂质，首要的问题就是要选择一个专属性强的方法。药物不能干扰杂质的检测，所以药物中杂质的检查主要是依据药物与杂质在物理性质或化学性质上的差异来进行的。根据杂质控制要求，可以进行限量检查，也可以对杂质进行定量测定。

一、色谱分析法

药品中的一些杂质（如反应的中间体、副产物、分解产物等）和药品结构相近，与某些试剂的反应也相同或相似，也需分离后再检查。由于色谱法可以利用药品与杂质的吸附或分配性质的差异，将它们分离、检测，因而被广泛应用于药品的杂质检查。

(一) 薄层色谱法

薄层色谱法被许多国家的药典要求用于药物中杂质的检查，其具有设备简单、操作简便、分离速度快、灵敏度和分辨率较高等优点。常用的方法有以下 3 种。

1. 杂质对照品法

杂质对照品法适用于已知杂质并能制备杂质对照品的情况。根据杂质限量，取供试品溶液和一定浓度的杂质对照品溶液，分别点样于同一硅胶（或其他吸附剂）薄层板上，展开、定位、检查。供试品中所含杂质的斑点的大小，不得超过相应杂质的对照斑点的大小。

示例 6：克霉唑中咪唑的检查

取本品，加三氯甲烷制成 100mg/mL 的溶液，作为供试品溶液；另取咪唑对照品，加三氯甲烷制成 0.5mg/mL 的溶液，作为对照品溶液。按照薄层色谱法试验，吸取上述两种溶液各 5μL，分别点于同一硅胶 G 薄层板上，以二甲苯 - 正丙醇 - 浓氨溶液（180：20：1）为展开剂。展开后，晾干，在碘蒸气中显色。供试品溶液如显与对照品溶液相应的杂质斑点，其颜色与对照品溶液的主斑点比较，不得更深（0.5%）。

2. 供试品自身对照法

供试品自身对照法适用于杂质的结构不能确定，或无杂质对照品的情况。要求供试品与所检杂质对显色剂所显的颜色应相同，显色灵敏度也应相同或相近。将供试品溶液按限量要求稀释至一定浓度作为对照品溶液，与供试品溶液分别点于同一薄层板上，展开、定位、检查。供试品溶液所显杂质斑点，不得深于对照溶液所显主斑点颜色（或荧光强度）。

示例 7：托吡卡胺中有关物质的检查

取本品，加三氯甲烷制成 20mg/mL 的溶液，作为供试品溶液；精密量取适量，加三氯甲烷稀释制成 0.2mg/mL 的溶液，作为对照品溶液。吸取上述 2 种溶液各 10μL，分别点于同一硅胶 GF 薄层板上，以三氯甲烷 - 甲醇 - 浓氨溶液（190：10：1）为展开剂，展开，晾干，置紫外光灯（254nm）下检视。供试品溶液如显杂质斑点，与对照品溶液的主斑点比较，不得更深。

当供试品中有多个杂质存在时，可以配制几种限量的对照品溶液，加以比较。

示例 8：盐酸异丙嗪中有关物质检查

盐酸异丙嗪是以吩噻嗪为母核经缩合而成。在缩合反应时产生 N，N，β - 三甲基 -10OH- 吩噻嗪 -10- 乙胺异构体，虽然经过丙酮精制等步骤，仍难以除去成品中可能带入此杂质及吩噻嗪等，且前者量较大。此外，本品不太稳定，在储存过程中也可能产生分解产物，因此规定用薄层色谱法检查。

取供试品，加二氯甲烷制成 10mg/mL 的溶液，作为供试品溶液；精密量取试液适量，加二氯甲烷稀释成 0.15mg/mL 和 0.05mg/mL 的溶液，作为对照液 ① 和 ②。吸取上述 3 种溶液各 10μL，分别点于同一硅胶 GF。薄层板上，以己烷 - 丙酮 - 二乙胺（8.5：1：0.5）为展开剂，展开后，晾干，置紫外灯（254nm）下检视。供试品溶液如显杂质斑点，不得多于 3 个；其杂质斑点与对照品溶液 ② 的主斑点比较，不得更深；如有一点超过，应不深于对照溶液 ① 的主斑点。

3. 对照药物法

当无适当的杂质作为对照品，尤其是供试品所显示的杂质斑点颜色与主成分斑点有差异，难以判断限量时，可以采用与供试品相同的药品作为对照品。此对照药品中所含待检杂质需符合限量要求，且稳定性好。

示例 9：门冬氨酸中其他氨基酸的检查

取本品，加水微热使溶解，制成 10mg/mL 的供试品溶液；另取门冬氨酸对照品适量，加水制成 0.05mg/mL 的对照溶液。按照薄层色谱法试验，吸取上述两种溶液各 5μL，分别点于同一硅胶 G 薄层板上，以正丙醇 - 水 -

冰醋酸（2：2：1）为展开剂，展开，晾干，在90℃干燥10min，喷以茚三酮的丙酮溶液（1→50），在90℃加热至显色，立即检视。供试品溶液如显杂质斑点，与对照品溶液的主斑点比较，不得更深。

此外，少数药物还利用试验条件下显色剂对杂质的检测量来控制其限量。例如，盐酸阿米替林中有关物质检查。取本品，加乙醇制成10mg/mL的溶液，按照薄层色谱法试验。吸取上述溶液5μL，点于硅胶G薄层板上，以三氯甲烷-甲苯（1：1）为展开剂，展开，晾干，喷以甲醛溶液-硫酸（4：96）使显色，立即置紫外光灯（365nm）下检视。除主斑点外，不得显其他斑点。

此法受条件影响较大，薄层板的厚度、显色剂的量等均可影响检测限，应尽量避免使用。

（二）纸色谱法

纸色谱法通常用于极性较大物质的分离、分析。有时也用于检查放射性药物注射液（或溶液）中的放射性化学杂质。纸色谱法展开时间长，斑点较扩散，不能用强酸等腐蚀性显色剂等，因而应用不如薄层色谱法广泛。

示例10：盐酸苯乙双胍中有关物质的检查

取本品1.0mg，置10mL量于瓶中，加甲醇溶解并稀释至刻度、摇匀，按照纸色谱法试验。精密吸取上述溶液0.2mL，分别点于两张色谱滤纸条（7.5cm×50cm）上，并以甲醇做空白点于另一色谱滤纸条，样点直径约为0.5~1cm；按照试验方法，将上述色谱滤纸条同置于展开室内，以乙酸乙酯-乙醇-水（6：3：1）为展开剂，展开至前沿距下端约7cm处，取出，晾干，用显色剂（取10%铁氰化钾溶液1mL，加10%亚硝基铁氰化钠溶液与10%氢氧化钠溶液各1mL，摇匀，放置15min，加水10mL与丙酮12mL，混匀）喷其中一张点样纸条（有关双胍显红色带，R_f值约为0.1），参照比色谱带，在另一张点样及空白纸条上，剪取其相应部分并向外延伸1cm，并分剪成碎条。精密量取甲醇各20mL分别进行萃取后，按照紫外-可见分光光度法，在232nm的波长处测定吸光度，不得超过0.48。

（三）高效液相色谱法

高效液相色谱法不仅分离效能高，而且可以准确地测定各组分的峰面积，在杂质检查中应用日益增多，特别是已使用高效液相色谱法测定含量的药品，可采用同一色谱条件进行杂质检查。

采用高效液相色谱法检查杂质，按各项下要求，对仪器进行系统适用性试验，以保证仪器达到要求。色谱图的记录时间，除考虑各杂质的保留时间外，一般为主峰保留时间倍数。为了对杂质峰准确积分，检查前应使用一定浓度的对照品溶液调节仪器的灵敏度。

杂质检查方法有5种类型。

1. 峰面积归一法

峰面积归一法通常用于粗略考察供试品中的杂质。具体方法如下：取供试溶液适量，进样经高效液相色谱分离、测定后，计算各杂质峰面积及其总和占总峰面积（含药物的峰面积，而不含溶剂峰面积）的百分率，不得超过限量。

注意事项：峰面积归一法检查杂质虽简便、易行，但当杂质与药品的吸收程度不一致时，测定误差大。

示例11：依托咪酯中有关物质的检查

用十八烷基硅烷键合硅胶为填合剂，以甲醇-0.062%醋酸铵溶液（60∶40）为流动相；检测波长为240nm，柱温为50℃。理论板数按依托咪酯峰计算不低于2000。依托咪酯峰和降解产物峰的分离度应符合要求。方法如下：取本品适量，加流动相溶解并稀释制成1mg/mL的溶液，作为供试品溶液；精密量取1mL，置于100mL量瓶中，用流动相稀释至刻度，摇匀，作为预试溶液。取预试溶液5μL注入液相色谱仪，调节检测灵敏度，使主成分色谱峰的峰高约为满量程的15%，再取供试品溶液5μL注入液相色谱仪，记录色谱图；量取降解产物和依托咪酯的峰面积，按归一化法计算，降解产物应不超过0.5%。

2. 不加校正因子的主成分自身对照法

不加校正因子的主成分自身对照法用于没有杂质对照品时杂质的限量检查。方法如下：按规定将供试品溶液稀释成与杂质限度相当的浓度，作为对照液。分别取供试品溶液和对照溶液进样，计算供试品溶液色谱图上各杂质峰面积及其总和，与对照溶液主成分峰面积比较，以确定杂质是否超过限量。

注意事项：若供试品所含的部分杂质峰与溶剂峰完全分离，则按规定先记录色谱图（Ⅰ），再记录等体积纯溶剂的色谱图（Ⅱ），从图上杂质峰的总面积（含溶剂峰面积）减去图上溶剂峰的面积，即得总杂质峰的校正面积，然后依法计算。

示例 12：阿替洛尔中有关物质的检查

以十八烷基硅烷键合硅胶为填充剂，以磷酸盐缓冲液（取磷酸二氢钾 6.8g，加水溶解并稀释至 1000mL，用磷酸调节 pH 至 3.0，即得）700mL，加甲醇 300mL 与辛烷磺酸钠 1.30g，混匀，为流动相，检测波长为 275nm。理论板数按阿替洛尔峰计算不低于 2000。方法如下：取本品适量，加流动相，超声处理使溶解并稀释制成 0.1mg/mL 的溶液，作为供试品溶液。精密量取 1mL，置于 100mL 量瓶中，加流动相稀释至刻度，摇匀，作为对照溶液。按照含量项下的色谱条件，取对照溶液 20μL 注入液相色谱仪，调节检测灵敏度，使主成分色谱峰的峰高约为满量程的 20%；精密量取供试品溶液与对照品溶液各 20μL，分别注入液相色谱仪，记录色谱图至主成分峰保留时间的 3 倍。供试品溶液色谱图中如有杂质峰，各杂质峰面积的和不得大于对照溶液主峰面积。

3. 校正因子的成分自身对照法

此法用于有杂质对照品时杂质的含量测定。方法如下：各品种项下的校正因子（f）是在方法建立时，采用杂质对照品和药品对照品配制一定浓度的溶液。进行色谱分离、分析后，按下式计算所得。

$$f = \frac{\dfrac{A_S}{C_S}}{\dfrac{A_R}{C_R}} \tag{4-7}$$

式中，A_S 为药物对照品的峰面积；A_R 为杂质的峰面积；C_S 为药物对照品的浓度，单位为 g/mL；C_R 为杂质的浓度，单位为 g/mL。

此校正因子可用于校正杂质的实测峰面积。按规定测定杂质的峰面积时，将供试品溶液稀释成与杂质限度相当浓度的溶液，作为对照液调节仪器灵敏度，使主成分色谱峰高约达满量程的 10%~25%；再分别取供试品溶液和对照品溶液进样，测量供试品溶液色谱图上各杂质峰面积，将这些面积分别乘以相应的校正因子后与对照溶液主成分的峰面积比较，依法计算各杂质的含量。

$$C_x = f \times \frac{A_x}{\frac{A'_S}{C'_S}} \tag{4-8}$$

式中，A_x 为供试品溶液中杂质的峰面积；C_x 为杂质的浓度，单位为 g/mL；f 为校正因子；A'_S 为药品对照品的峰面积；C'_S 为药品对照品的浓度，单位为 g/mL。

4. 内标法加校正因子测定供试品中杂质的含量

此法用于有杂质对照品时杂质的含量测定。方法如下：按规定配制含有内标的供试品溶液，进样分析，测量供试品中杂质和内标的峰面积，按下式计算杂质的浓度。

$$C_x = f \times \frac{A_x}{\frac{A_i}{C_i}} \tag{4-9}$$

式中，A_x 为供试品溶液中杂质的峰面积；C_x 为杂质的浓度，单位为 g/mL；f 为校正因子；A_i 为内标的峰面积；C_i 为内标的浓度，单位为 g/mL。

注意事项：与"加校正因子的主成分自身对照法"不同，此法中的校正因子是通过选取药品和杂质以外的化合物作为内标物测得的。测定时需要有杂质对照品。若测定校正因子和测定供试品溶液采用同一份内标溶液，则内标溶液不必准确配制。

5. 外标法测定供试品中某个杂质或主成分的含量

此法用于有杂质对照品或杂质对照品易制备的情况。方法如下：配制杂质对照品溶液和供试品溶液，分别取一定量注入色谱仪，测定对照品和供试品中杂质的峰面积，按外标法计算杂质的浓度。

注意事项：由于微量注射器不易精确控制进样量，采用外标法时，宜用定量环进样。

示例 13：丁溴东莨菪碱中莨菪碱及有关物质的检查

以十八烷基硅烷键合硅胶为填充剂，0.004mol/L，磷酸溶液 - 乙腈（50：50）配制的 0.008mol/L，十二烷基硫酸钠溶液为流动相，检测波长为210nm。理论板数按丁溴东莨菪碱峰计算不低于 3000，丁溴东莨菪碱与氢溴酸东莨菪碱峰的分离度应符合要求。具体方法如下：取氢溴酸东莨菪碱对照品适量，精密称定，用流动相制成 0.01mg/mL 的溶液，作为对照品溶液。取供试品，用流动相制成 2.5mg/mL 的溶液，作为供试品溶液。取对照品溶液 10μL 注入液相色谱仪，调节检测灵敏度，使主成分色谱峰的峰高约为满量程的 20%。精密量取对照溶液与供试品溶液各 10μL，分别注入液相色谱仪，记录色谱图至主成分峰保留时间的 2 倍。供试品溶液的色谱图中，如有与氢溴酸东莨菪碱峰保留时间相应的色谱峰，其峰面积不得大于对照品溶液主峰面积（0.4%）。各杂质峰（除去溶剂峰附近的溴离子峰）面积的和不得大于对照品溶液峰面积的 2 倍。

有些药品的杂质检查同时采用外标法和不加校正因子的主成分自身对照法，如格列本脲中有关物质的检查。

（四）气相色谱法

除药品中残留溶剂外，一些挥发性特殊杂质也可以采用气相色谱法检查。检查的方法与高效液相色谱法相同。

示例 14：三唑仑中有关物质的检查

取本品适量，精密称定，加三氯甲烷制成 50mg/mL 的溶液，摇匀，作为供试品溶液。按照气相色谱法试验，用酸洗并经硅烷化处理的硅藻土（60～80 目）为载体，以 FS-1265 为固定液，涂布浓度为 13%，在检测器温度275℃、柱温 260℃下测定。取供试品溶液 0.4μL 注入气相色谱仪，记录时间为主成分峰保留时间的 3 倍，按峰面积计算，除溶剂峰外所有杂质峰峰面积的总和不得超过主峰面积的 1.5%。

示例 15：氨苄西林中 N，N- 二甲基苯胺的检查

取本品约 1.0g，精密称定，置于具塞试管中，加 1mol/L 氢氧化钠溶液5mL，精密加入内标物（精密称取萘适量，加环己烷溶解制成 0.05mg/mL 的溶液）1mL，强烈振摇，静置，取上层液作为供试品溶液。取 N，N- 二甲基

苯胺 50mg，精密称定，置于 50mL 量瓶中，加盐酸 2mL 和水 20mL 振摇混匀后，加水稀释至刻度，摇匀，精密量取 5mL，置于 250mL 量瓶中，加水稀释至刻度，摇匀，精密量取 1mL，置于具塞试管中，精密加入内标物 1mL，强烈振摇，静置，取上层液，作为对照品溶液。按照气相色谱法测定，以硅酮（OV-17）为固定相，涂布浓度为 3%；柱温 120℃，N，N- 二甲基苯胺峰与内标峰的分离度应符合要求。精密量取供试品溶液与对照品溶液各 2μL，分别注入气相色谱仪，记录色谱图，按内标法以峰面积计算，含 N，N- 二甲基苯胺不得超过百万分之二十。

二、光谱分析法

光谱分析法依据药物与杂质对光的选择吸收性质的差异进行药物的杂质检查。

（一）紫外分光光度法

紫外分光光度法利用药物与杂质紫外特征吸收的差异进行检查，如果药物在杂质的最大吸收波长处没有吸收，则可在此波长处测定样品溶液的吸收度，通过控制样品溶液的吸收度来控制杂质的量。如地蒽酚中二羟基的检查，后者是地蒽酚制备的原料和氧化分解产物，它的三氯甲烷溶液在 432nm 处有最大吸收，而地蒽酚在该波长处几乎无吸收。所以，《中国药典》用 0.01% 的地蒽酚三氯甲烷溶液在 432nm 处测定，吸收度不得大于 0.12，即相当于含二羟基蒽醌的量不大于 2.0%。两性霉素 A 是两性霉素 B 发酵过程中的副产物，两者的紫外吸收曲线中，在 305nm 处两性霉素 A 的吸收最强，而两性霉素 B 的吸收很小，《中国药典》通过测定两性霉素 B 供试品溶液在 305nm 处的吸收度来控制两性霉素 A 的限量。

（二）红外分光光度法

红外分光光度法在杂质检查中主要用于药物中无效或低效晶型的检查。某些多晶型药物由于其晶型结构不同，一些化学键的键长、键角等发生不同程度的变化，从而导致红外吸收光谱中某些特征峰的频率、峰形和强度出现显著差异。利用这些差异，可以检查药物中低效（或无效）晶型杂质，结果可靠，方法简便。甲苯咪唑有 3 种晶型，其中 C 晶型为有效晶型，A 晶型为无效晶型，采用红外分光光度法进行检查。无效 A 晶型在 640cm^{-1} 处有强吸收，药物 C 晶型在此波长的吸收很弱，而在 662cm^{-1} 处，A 晶型的吸收很弱，C 晶型却有较强吸收。当供试品中含有 A 晶型时，在上述二波数处的吸光度比值将发生改变。《中国药典》采用供试品与对照品同法操作、供试品的吸光度比值应小于对照品比值的方法，限制 A 晶型的量。检查方法为：取供试品与含 10%A 晶型的甲苯咪唑对照品各约 25mg，分别用液状石蜡法测定红外光谱，在 620cm^{-1} 和 803cm^{-1} 处的最小吸收峰间连接一基线，以消除背景吸收；再于约 640cm^{-1} 和 662cm^{-1} 处的最大吸收峰顶处作垂线使与基线相交，从而得到二波数处的最大吸收峰的校正吸收值（即用基线法消除背景吸收后的吸收值）。供试品在约 640cm^{-1} 和 662cm^{-1} 处的校正吸收值之比，不得大于含 10%A 晶型的甲苯咪唑对照品在该波长处的校正吸收值之比。

（三）原子吸收分光光度法

原子吸收分光光度法是一种灵敏度很高的测定方法，广泛用于超微量元素的分析；在杂质检查中，主要是用于药物中金属杂质的检查。通常采用标准加入法控制金属杂质的限量：取供试品，按各品种项下的规定，制备供试品溶液；另取等量的供试品，加入限度量的待测元素溶液，制成对照品溶液。设对照品溶液的读数为 a，供试品溶液的读数为 b，b 值应小于 a-b，否则为不合格。具体应用如维生素 C 中铁盐和铜盐的检查。

三、化学分析法

当药物中杂质与药物的化学性质相差较大时，可选择合适的试剂，使之与杂质发生化学反应产生颜色、沉淀或气体，药物不发生该反应，从而检查杂质的限量。当杂质与试剂产生颜色时，采用比色法控制杂质的限量，既可目视比色，也可用分光光度计测定供试品溶液的吸收度。当杂质与试剂产生沉淀时，采用比浊法控制杂质的限量。当杂质与试剂产生气体时，采用相应的气体检查法来控制杂质的限量。

示例 16：呋塞米中芳香第一胺的检查

呋塞米遇酸可分解产生 2- 氨基 -4- 氯 -5- 氨磺酰基苯甲酸。此杂质的结构中具有芳伯氨基，可发生重氮化 - 偶合反应，而呋塞米无芳伯氨基则无此反应。在盐酸的存在下，杂质与亚硝酸钠反应生成重氮盐，加氨基磺酸除去过量的亚硝酸后，加入二盐酸萘基乙二胺呈色，在 530nm 波长处测定，吸光度不得大于 0.12。

示例 17：氯硝柳胺中 5- 氯水杨酸的检查

5- 氯水杨酸是生产原料之一。利用 5- 氯水杨酸可与三氯化铁试液反应生成紫色配位化合物进行检查，而氯硝柳胺不发生反应。

示例 18：乳酸钠溶液中还原糖的检查

《中国药典》和《美国药典》均采用还原糖可与碱性酒石酸铜反应，产生氧化亚铜的红色沉淀进行检查。方法：取本品 0.5g，加水 10mL 混匀，加碱性酒石酸铜试液 6mL，加热煮沸 2min，不得生成红色沉淀。

四、物理分析法

根据药物与杂质在性状上的不同，如臭味和挥发性的差异、颜色的差异、溶解行为的差异和旋光性等物理性质的差异进行检查。

药物中如存在具有特殊气味的杂质，可以由气味判断该杂质的存在。例如，乙醇中杂醇油的检查。取本品 10mL，加水 5mL 与甘油 1mL，摇匀后，分次滴加在无臭滤纸上，使乙醇自然挥散，始终不得发生异臭。乙醇用淀粉发酵制备时，可能引入某些沸点高的副产物，如正丙醇、异丁醇、戊醇及异戊醇等。杂油醇带有异臭味并且挥发性较弱，能与甘油混合。乙醇在常温下挥发，杂油醇则在滤纸上留下异臭味。

某些药物自身无色，但从生产中引入了有色的有关物质，或其分解产物有颜色。采用检查供试品溶液颜色的方法，可以控制药物中有色杂质的量。例如，盐酸胺碘酮中游离碘的检查。取本品 0.5g，加水 10mL，振摇 30s，放置 5min，过滤，滤液加稀硫酸 1mL 与三氯甲烷 2mL，振摇，三氯甲烷层不得显色。游离碘是由于盐酸胺碘酮的合成反应中未反应完全或氧化分解而引入，它能溶于三氯甲烷中即显紫红色。

有的药物可溶于水、有机溶剂或酸、碱中，而其杂质不溶；或反之，杂质可溶而药物不溶。例如，高三尖杉酯碱如果吸湿水解或混有非酯碱杂质，用其配制注射液时，会出现难溶性的黏胶状物或小白点、假毛等，故需要检查溶液的澄清度。方法：取本品 10mg，加 1% 的酒石酸溶液 10mL 溶解后，溶液应澄清。

比旋度可以用来反映药物的纯度，限定杂质的含量。如《中国药典》规定黄体酮在乙醇中的比旋度为 +186°～+198°。若供试品的测定值不在此范围，则表明其纯度不符合要求。这是因为黄体酮及其生产中间体（醋酸双烯醇酮、醋酸妊娠烯醇酮）在乙醇中的比旋度差异很大，若供试品中所含的这些杂质超过限量，则测得的比旋度将偏离规定范围。若药物本身没有旋光性，而其杂质有，则可以通过限定药物溶液的旋光度来控制相应杂质的量。例如，《中国药典》对硫酸阿托品中莨菪碱的检查规定：供试品水溶液（50mg/mL）的旋光度不得超过 -0.4°。

第五章　临床药理学

第一节　临床药理学概述

一、临床药理学的研究内容

临床药理学的研究内容是在人体中进行药效学与药动学两方面的研究。药效学包括药物疗效和安全性评价研究；药物不良反应也属于药效学研究的组成部分，目的是对上市后药品进行监测，保证人体用药的安全、有效。药动学主要研究药物在人体内的吸收、分布、代谢和排泄过程与用药的关系，目的是制订合理的给药方案。

(一) 药物临床评价研究

药物临床评价主要研究药物对人体的有利作用 (疗效) 和不利作用 (毒副反应)，并比较不同药物的治疗效果。它包括新药的临床评价和上市后药品的临床再评价。

1.新药的临床评价

新药的研究过程一般要经过三个阶段，即实验研究、临床前研究和临床研究三个阶段。

第一、第二阶段的研究主要在体外和动物体内进行。然而，由于动物种属对药物反应的差异，动物机体的反应与临床效应并不一定符合，或者即使动物实验结果与临床效果基本一致，但在剂量与效应的关系、不良反应等方面，动物与人之间还会有很大的差距。所以，每一个新药都必须有步骤地进行临床试验，才能作出正确的评价。因此，新药临床研究是评价新药的一个重要环节。

药品的临床研究包括临床试验研究、临床药动学研究、人体生物利用度和生物等效性试验研究。新药和改变给药途径的药品临床研究主要进行临床试验，已上市药品改革剂型和已有国家标准的药品注册的化学药品可进行生物等效性试验，研究者应根据我国《药品注册管理办法》规定进行临床试验或生物等效性试验。

（1）临床试验。

药品临床试验分为Ⅰ、Ⅱ、Ⅲ及Ⅳ期。各期临床试验的目的与内容如下。

Ⅰ期临床试验：初步的临床药理学及人体安全性评价试验。观察人体对新药的耐受程度和药物在体内的过程，为制订给药方案提供依据。

Ⅱ期临床试验：治疗作用初步评价阶段。其目的是初步评价药物对目标适应证患者的治疗作用和安全性，也包括为Ⅲ期临床试验研究设计和给药剂量方案的确定提供依据。

Ⅲ期临床试验：治疗作用确证阶段。其目的是进一步验证药物对目标适应证患者的治疗作用和安全性，评价利益与风险关系，最终为药物注册申请获得批准提供充分的依据。

Ⅳ期临床试验：新药上市后由申请人自主进行的应用研究阶段。其目的是考察在大群体广泛使用条件下的药物疗效和不良反应，评价在普通或特殊人群中使用利益与风险关系、改进给药方案等。

（2）生物等效性试验。生物等效性试验是以受试药品对于参比药品的相对生物利用度为基础的研究，它反映了受试药品与参比药品吸收进入血液循环的程度和速度，经过规范性的统计学方法证明两种制剂生物等效，即受试药品在临床上与参比药品具有相似的疗效和安全性。

由于生物利用度研究是以血药浓度曲线下面积来计算的，并非直接观察药品的疗效和安全性，因此，该评价方法主要用于血药浓度与疗效、毒性相关的药品，用于局部治疗的药物或疗效与血药浓度无明显相关的药物都不适用。同时，参比药品必须是原研药或者是疗效确切、安全性好的已上市药品。由于生物等效性试验可节省人力、经费和时间，在临床试验评价中越来越被重视，对口服的剂型改革新制剂和仿制药更为常用。

临床试验和生物等效性试验都是在人体进行的，必须遵守《药品临床试验管理规范》规定。新药临床试验必须获得国家食品药品监督管理总局（CFDA）的药物临床研究批文，仿制药生物等效性试验必须在CFDA备案，并经有关部门检验合格的药品方可用于临床研究。药品临床研究实施前，应将已确定的临床研究方案和临床研究负责单位的主要研究者姓名、参加研究单位及其研究者名单、伦理委员会审核同意书、知情同意书样本等报送CFDA备案，并报送临床研究单位所在地省、自治区、直辖市药品监督管理局，并且受试者必须签署知情同意书后方可进行临床试验研究。

2. 上市后药品的临床再评价

上市后药品的临床再评价包括两部分：其一是Ⅳ期临床试验研究，目的是考察在广泛使用条件下的药物的疗效和不良反应，评价在普通或者特殊人群中使用的利益和风险关系，改进给药剂量等；其二是药品已上市多年，经广泛临床应用发现尚存在疗效的确切性或安全性的问题。

因此，也可以说已上市药品的再评价大多数是有针对性地进行的，评价的结果可供药政管理部门作为撤药、改进生产工艺或修改药品使用说明书的科学依据。CFDA对于该项工作高度重视，2016年启动了对基本药物目录中的仿制药一致性评价工作，今后将开展中药注射剂、其他仿制药以及一些疗效有争议的药品再评价工作。通过再评价，一些疗效不确切或不良反应多的药物将被淘汰。此外，药品再评价的结果也是遴选国家基本药物、非处方药的重要依据。

(二) 临床药动学研究

临床药动学主要研究药物在人体内的吸收、分布、代谢和排泄等体内过程的动态规律，并运用数学图解或方程式来表达其规律。药物的治疗和毒性作用的强度常取决于药物对特殊受体结合的效应和作用部位的药物浓度，而后者与血药浓度相关，并取决于药物在体内过程和给药方案。因此，药动学的研究对指导新药设计，优选给药方案，改进药物剂型，提供高效、速效或长效、低毒副作用的药物或制订合理的给药方案等方面都有十分重要的意义。

1. 制订合理用药方案

（1）拟订新药给药方案。Ⅰ期临床试验时，在人体耐受性试验中获得药物最大安全剂量后，进一步研究该药的体内动力学过程，要求通过在治疗量范围内设置3个剂量的单次用药获得的药动学参数，如峰浓度、达峰时间、消除速率常数、消除半衰期、清除率等参数，为Ⅱ期临床试验制订试用的给药方案。

（2）制订上市药品个体化给药方案。由于新药的给药方案是基于少部分人群的药动学数据，是将人群看成均一的整体情况下制订的。药品在上市以后，不同的个体对药物的反应不同，需要针对每一个个体制订个性化给药方案，因此，必须阐明引起药物反应个体差异的因素（如生理病理因素、环境因素、遗传因素以及药物相互作用等），才能进一步制订更加精准的给药方案。由于人们对生命现象和生命过程认识的局限性，研究药物反应个体差异的原因也是一个不断深入的、永无止境的过程。

（3）治疗药物监测。在使用一些治疗范围较窄而药物体内过程个体差异较大的药物时，要达到使药物充分显效，又不产生不良反应的浓度，有时需要根据每个患者的具体情况制订治疗方案。对于肝、肾功能不全的患者，调整用药方案更为必要，而进行治疗药物监测就能达到此目的。

2. 加深对药物相互作用及其原理的认识

药物相互作用是指并用或者先后用两种以上药物时，发生药效降低或毒性增加的作用。药物间的相互作用可分为三种：一是在体外两药以上配伍时，药物直接相互作用导致理化性质的改变，如沉淀、变色等，使药物疗效降低或毒性增加，常称为配伍禁忌；二是两药合用在体内产生药效学（包括疗效和毒性）的协同和对抗；三是在体内两药在药动学过程的相互干扰，使药物的吸收、分布、生物转化和排泄发生变化，使血药浓度过高或过低，从而引起疗效及毒性的变化。

3. 遗传药理学和药物基因组学研究

遗传药理学和药物基因组学是研究个体药物基因差异对药物反应的影响，由于基因突变，引起其下游的蛋白分子（酶、转运体、受体等）表达变化或者活性改变，导致功能变化，从而使药物在体内的疗效发生改变，可表现在药效学和药动学两方面。由于基因检测技术的快速发展，越来越多的药物基因组学研究成果运用到临床，指导个体化用药。

早期的研究成果主要反映在与药物体内过程相关的药物代谢酶和转运体的基因多态性，以及跟疗效和毒性相关的受体或靶标的基因多态性。通常，对于这些引起药物疗效改变的分子，称为生物标志物，临床上可以检测这些生物标志物来指导临床个体化用药。另外，表观遗传学（如基因修饰、核受体调控、小分子 RNA）、转录组学、代谢组学等的研究发现了很多其他因素也可以影响药物的疗效。

4.促进新药的发展

新药的开发可来自药效学的筛选结果，也可以通过药动学和生物制剂研究发展新药和研制新剂型。

（1）发展新药。通过药动学的研究，可以了解药物在吸收、分布和消除过程，发现药物存在疗效低或产生不良反应的因素，从而选择出优良的新药。一方面，提高药物的生物利用度是发展新药的重要途径。另一方面，改变药物体内代谢环节，提高疗效或降低不良反应是发展新药的另一途径。

（2）研制新剂型。研制新的药品剂型，不仅外观上具有色、香、味等使人乐于服食的特点，而且更重要的是，可根据临床用药的需要而设计释药特点。例如，分散片、咀嚼片、混悬剂等速释制剂，可迅速使药物释出，通过胃肠道吸收而发挥疗效，这些制剂通常可在服药后 20～30 分钟达峰浓度，起效快，退热止痛药的速释制剂就是例子。但对于治疗慢性病的药物，相反地，缓（控）释制剂更为合适，因为缓（控）释制剂可以减少用药次数，增加患者依从性、保证疗效，同时还可能降低因药物峰浓度过高而产生的不良反应。不同释药特点制剂的研制，都是以药动学参数稳态血药浓度和生物利用度为依据的。此外，生物利用度研究还可以作为衡量药品和制剂的质量标准，也是药品临床研究的一种途径。

（三）药品不良反应监测

药品不良反应是指合格药品在正常用法用量下出现的与用药目的无关或意外的有害反应。由于药物质量问题、超量、用药途径与方法不当引起的与用药目的无关或意外的有害反应，从广义上说亦属药品不良反应，但不属于药品不良反应监测的范畴。

二、临床药理学的任务与职能

临床药理学是一门新兴学科，它不仅与临床用药有密切关系，而且更重要的是，它对国家药品的生产和管理都起着支持和促进作用。临床药理学的任务与职能如下。

（一）药品临床评价

药品临床评价包括新药临床试验和上市后药品临床再评价，这是国家药政管理部门对加强药品管理的重要措施，是保证人体有效、安全用药的科学依据。而药品临床评价是临床药理学研究的重点。在临床评价过程中，要求遵照药品临床试验管理规范的规定，获得药品有效性与安全性的各项可靠性数据，并正确地应用合适的统计方法，取得结论，为药品监督管理部门提供新药的审批。

（二）药品不良反应监测

药品上市后，除了要继续观察其疗效外，由于新药上市前研究仍存在不足，对一些罕见的严重不良反应未能发现，因此，要防止可能发生或潜在的药品不良反应，加强药品不良反应监测是非常必要的。

（三）指导临床合理用药

通过已上市药品用药规程、药物相互作用、遗传药理学等研究，我们对提高临床用药的合理性有了进一步的认识和了解。这些研究结果紧密联系临床，在指导用药方面有重大的现实意义。治疗药物监测是直接指导临床用药剂量个体化的措施，已被各大医院所广泛接受。临床药理学的发展，对提高医疗用药水平有重要的促进作用。

（四）临床药理教学与培训工作

临床药理学对新药开发、药品管理和提高临床用药质量等方面均有着重要的促进作用。由于该专业的发展迅速，因此，临床药理学人才的培养也是重要的任务。经过多年的建设，我国已逐步完善了临床药理学硕士研究生、博士研究生的培养体系，但各地区发展水平不平衡。临床药理学的研究发展非常迅速，新知识和新技术手段不断涌现，但是这些新的研究成果如何应用到临床，特别是如何普及基层医院和欠发达地区还需要做大量的工作。

（五）药政管理的咨询和临床服务

临床药理学的研究内容与药政管理和临床用药有着密切关系，因此，应积极发挥其专业特点，为国家医药事业作出贡献。

（1）通过药品临床试验研究，向政府药品监督管理部门及生产、研制和使用药品的单位提供各项咨询意见，包括新药审评、上市后药品再评价、基本药物的遴选和非处方药的选择等意见。

（2）通过药品不良反应监测、治疗药物监测和临床药理学会诊，协助临床医生解决有关专业的治疗用药问题，指导临床合理用药等。

（3）精准医学计划全球关注，药物基因组学作为精准医学计划的核心内容之一，发展非常迅速，新的生物标志物不断发现，这些成果的临床应用还需要做大量的普及工作。我们需要不断地更新知识以及不断地推广普及，使临床用药更加合理。

第二节　药物的相互作用

药物相互作用是指某一种药物的作用由于其他药物或化学物质的存在而受到干扰，使该药的疗效发生变化或产生药物不良反应。这里所指的化学物质有可能是烟、酒或其他被人们滥用的毒品，也可能是食物中所含有的某种成分（如酪胺）或一些残存的有害物质（如杀虫剂）。当前药物的种类日益增多，新药品种不断出现，患者同时合用多种药物的现象很普遍，由药物相互作用所带来的问题特别是药物不良反应越来越引起人们的关注。临床上，药物相互作用的结果对患者的影响有三种情况：临床可期望的药物相互作用、不良的药物相互作用和不重要的药物相互作用。虽然临床上多药联用的情况非常普遍，但药物相互作用常常只有在对患者造成有害影响时才会引起充分注意。狭义的药物相互作用通常是指两种或两种以上药物在患者体内共同存在时产生的不良影响，可以是药效降低或失效，也可以是毒性增加，这种不良影响与单用一种药物有所不同。

在不良的药物相互作用当中，要特别注意一些严重不良反应，如心搏骤停或心律失常、高血压危象、低血压休克、呼吸中枢抑制或呼吸肌麻痹、惊厥、出血、低血糖昏迷，以及肝、肾、骨髓等损害。

药物相互作用按发生机制可分类如下。

（1）药剂学相互作用。是指合用的药物发生直接的物理或化学反应，导致药物作用改变，即一般所称化学或物理配伍禁忌，多发生于液体制剂，常表现为药物在体外容器中出现沉淀，或药物被氧化、分解等。

（2）药动学相互作用。药物在吸收、分布、代谢和排泄过程的任一环节受到影响，最终使其在作用部位的浓度增加或减少从而引起药效相应改变。

（3）药效学相互作用。药物作用于同一受体或不同受体上，产生相加、增强或拮抗效应。需要指出的是，有时药物相互作用的产生可以是几种机制并存的。

一个典型的药物相互作用对由两个药物组成，药效发生变化的药物称为目标药，引起这种变化的药物称为相互作用药。一个药物可以在某一相互作用对中是目标药（如苯妥英钠—西咪替丁），而在另一相互作用对中是相互作用药（如多西环素—苯妥英钠）。有时两个药物互相影响对方的药效（如氯霉素—苯巴比妥），因而互为目标药和相互作用药。在少数情况下，甚至无法简单地将联用的药物进行这种区分。

一、药动学方面的相互作用

药动学方面的相互作用主要是由于药物吸收、分布、代谢或排泄的变化，由此影响了药物在其作用靶位的浓度和持续时间，结果仅是效应的强度（加强或减弱）及持续时间改变，而药理效应的类型不改变。通常根据各种药物作用的知识，或通过患者的临床体征、血清药物浓度的监测对药动学的相互作用加以预测。

（一）影响药物在胃肠道吸收的相互作用

许多药物通过口服给药，在胃肠道吸收。这一过程受多种因素的影响，包括药物的 pKa 和脂溶性大小、剂型、消化道 pH、菌群和血流量等。药物在吸收部位的相互作用，其结果是多数情况下妨碍了药物吸收，但也有促进药物吸收的少数例子。需要注意区分的是，对吸收的影响可以表现为吸收速率的改变，也可以是吸收程度的变化。如果仅仅是吸收速率的改变将只引起浓度—时间曲线形状的变化，而不影响平均稳态浓度的大小。但是在单次给药治疗的情况下和药物起效存在确定的阈浓度时，吸收速率的改变将会对临床疗效产生影响。例如，对一个消除速率很快的药物（如镇痛药），吸收的延迟很可能导致体内药量不能累积至阈浓度以上而使治疗失败。

1. 胃肠道 pH 的影响

胃肠道的 pH 可通过影响药物的溶解度和解离度进而影响它们的吸收。大多数溶解在体液中的药物都是以解离型和非解离型混合存在的。非解离型药物脂溶性较高，容易通过细胞膜，而解离型药物脂溶性较低，难以通过细胞膜。因此，改变胃肠道 pH 的药物，能影响目标药的解离度，进而影响其吸收。如抗酸药使弱酸类药物（如水杨酸类、呋喃妥因、磺胺类、巴比妥等）的解离度增大，可妨碍其吸收。由于抗酸药升高胃肠道 pH 的作用多数比较短暂，因此服用抗酸药后可间隔 2～3 小时服用其他药物，将这种影响减小至最低限度。

2. 胃肠运动的影响

影响胃排空或肠蠕动的药物能影响其他口服药的吸收。大多数药物主要在小肠以被动扩散方式吸收。胃排空速度的变化通常仅影响药物吸收的速率，而不影响吸收程度。如果要求口服药物能快速起效（如口服镇痛药时），则胃排空速度的影响会比较重要。许多药物可减慢胃排空，如抗酸药、抗胆碱药和镇静催眠药等，从而导致目标药起效延迟。而甲氧氯普胺、西沙必利或泻药，通过增加胃肠道运动而加速其他药物通过胃肠道，由此引起吸收减少，特别是对那些需要与吸收表面长期接触的药物以及仅在胃肠道特殊部位被吸收的药物影响更大，也可减少控释制剂和肠溶制剂的吸收。

对乙酰氨基酚常被用来进行药物吸收研究。因为它是一个弱酸药，在胃液和肠液中均大部分以非解离型存在，其在人体的吸收速率直接与胃排空速率成正比。丙胺太林、阿片类均抑制胃排空，可减慢对乙酰氨基酚的吸收速率，但不影响吸收程度。胃肠道促动力药甲氧氯普胺，可加快对乙酰氨基酚的吸收速率，这一有利作用已在临床上用于偏头痛的治疗。

加快肠运动的药物，会使溶解度低和本来难以吸收的目标药（如肠溶衣片、灰黄霉素）来不及从肠道充分吸收即随粪便排出。抑制肠运动的药物则作用相反。例如，地高辛缓释制剂在肠道内溶解度较低，与抑制肠蠕动的丙胺太林合用，地高辛血液浓度可提高 30% 左右；如与促进肠蠕动的甲氧氯普胺等合用，可减少其吸收；如口服地高辛溶液，则丙胺太林对其吸收影响不大。

3. 络合和吸附的影响

四环素类药物在胃肠道内能与金属离子（如 Ca^{2+}、Fe^{2+}、Mg^{2+}、Al^{3+}、Fe^{3+}）形成难吸收的络合物。因此，某些食物（如牛奶）或药物（如抗酸药，含镁、铝和钙盐的制品，铁制剂）能显著减少四环素类药物的吸收，多西环素和米诺环素较少受牛奶和其他食物影响，但是含铝的抗酸药同样会减少这类四环素类药物的吸收。

抗酸药能显著减少氟喹诺酮类药物（如环丙沙星）的吸收，可能是金属离子与该药形成复合物的结果。这类药物相互作用可通过间隔 2 小时以上先后给药的措施加以避免，而不必换药或增加目标药的剂量。

双膦酸盐类如依替膦酸钠、氯膦酸二钠及阿仑膦酸钠在治疗骨质疏松症时常与钙剂一同服用。有研究显示，当这两种药物同时服用时，两者的生物利用度均显著降低，可导致治疗失败。这种影响可通过在两药间留下足够长的治疗间隔时间而加以避免，比如，可在 12 周的疗程中先服用 2 周的依替膦酸钠，再服用 10 周钙剂。

阴离子交换树脂如考来烯胺、考来替泊除了能与胆酸结合，阻止胆酸再吸收作用外，还能与胃肠道中其他药物特别是酸性药物（如普萘洛尔、地高辛、华法林、环孢素和甲状腺素）结合，引起吸收减少。因此，服用考来烯胺或考来替泊时，和另一其他药物之间的间隔时间应尽可能延长（最好是不低于 4 小时）。

某些止泻药（如白陶土）可以吸附其他药物，引起吸收减少，这类相互作用尚未被很好地研究过，应当尽可能延长服用这些制剂和其他药物之间的时间间隔。

4. 食物的影响

食物可延迟或减少许多药物的吸收。食物通常减慢胃排空，但也可通过与药物的结合，通过减慢药物进入吸收部位或改变药物的溶解速率，改变胃肠道 pH 而影响药物的吸收。

胃肠中的食物会减少许多抗生素的吸收。除个别药物（如青霉素 V、阿莫西林、多西环素、米诺环素）外，获得适宜的吸收作用，一般认为青霉素、四环素衍生物及其他抗生素（如某些红霉素制剂）宜在饭前至少 1 小时或饭后至少 2 小时服用。食物也可减少其他许多药物如阿仑磷酸盐、阿司咪唑、卡托普利、去羟肌苷和青霉胺的吸收，这些药物宜在两餐之间服用。橘子汁、咖啡和矿泉水可以显著地减少阿仑磷酸盐的吸收，并降低其效应，该药必须在服药当天第一次进食、喝饮料或服用其他药物之前至少半小时用白开水吞服。

食物可显著改变茶碱控释制剂的活性，但不影响快速释放的茶碱制剂的活性。在高脂肪餐前不足 1 小时服用茶碱控释制剂，茶碱的吸收和血清峰浓度均比空腹时服用有显著增加。

5. 对消化道的毒性作用

细胞毒类抗肿瘤药物（如甲氨蝶呤、卡莫司汀、长春碱等）能破坏肠壁黏膜，从而妨碍其他药物的吸收。接受这些化疗药物的患者，其合用的苯妥英钠或维拉帕米的吸收可减少 20% ~ 35%，并导致这两种药的疗效下降。

6. 肠道菌群的改变

消化道的菌群主要位于大肠内，胃和小肠内数量极少，因此主要在小肠内吸收的药物较少受到肠道菌群的影响。口服地高辛后，部分药物可在肠道菌群的作用下转化为无强心作用的双氢地高辛和双氢地高辛苷元。能抑制这些肠道菌群的药物，如红霉素、四环素类和其他广谱抗生素可抑制肠道内地高辛的转化，引起血浆浓度升高而中毒。抗菌药物也能抑制肠道菌群，水解那些随胆汁分泌进入肠道的药物结合物，从而减少活性原药的重吸收，即抑制了这些药物的肝肠循环。例如，抗生素可抑制口服避孕药中炔雌醇的肝肠循环，导致循环血中雌激素水平下降，但尚不能确定这是否与少数妇女避孕失败有关。口服广谱抗生素抑制肠道菌群后，还使维生素 K 合成减少，可加强香豆素类抗凝药的作用，应适当减少抗凝药的剂量。

（二）影响药物分布的相互作用

药物一旦被吸收，将分布到其作用部位引起效应。在这一过程中，与其他药物发生相互作用的主要机制是药物从蛋白结合位点上被置换下来，使游离型药物的浓度增加。此外，一种药物也可通过影响另一种药物在组织中的分布量，从而影响它的消除。

1. 竞争蛋白结合部位

药物经吸收进入血液循环后，大部分药物或其代谢产物均不同程度地与血浆蛋白发生可逆性结合。一般而言，酸性药物主要与血浆白蛋白结合，碱性药物如三环类抗抑郁药、利多卡因、丙吡胺等除与血浆白蛋白结合外，还与 α- 酸性糖蛋白结合。当同时应用两种或多种药物时，有可能在蛋白结合部位发生竞争，结合力强的药物将结合力弱的药物置换为游离型，使其药理活性相应增强，以致在剂量不变的情况下，使药物的作用或毒性增强。

通过体外试验很容易证明，许多药物间均存在这种蛋白结合的置换现象。因此，过去一度认为它是临床上许多药物相互作用的一个重要机制，但更深入的研究得出结论：大多数蛋白结合置换性相互作用并不产生任何有临床意义的后果。因为置换作用使游离型药物增多，可被肾小球滤过和代谢的药物也增多。这些置换下来的药物很快离开血浆，血中游离型药物的浓度一般只经历短暂的升高，便又恢复原有的平衡，所以通常并不至于引起药理效应的改变。

保泰松与华法林的相互作用研究是对蛋白结合置换现象的临床意义进行重新认识的典型例子。早在 1959 年以前，专家、学者就已认识到保泰松可以增强华法林的抗凝作用。随后在体外研究中证实，保泰松可以将华法林从其血浆蛋白结合部位置换出来，据此认为任何非甾体抗炎药均能以这种方式增强华法林的抗凝作用。专家、学者通过现在的研究认识到，这种相互作用是保泰松立体选择性地抑制华法林的代谢的结果。临床上应用的华法林是 R 和 S 两种对映体的外消旋混合物，其中 S- 华法林的抗凝作用比 R- 华法林强 5 倍。保泰松可以抑制强效的 S- 华法林的代谢，而诱导低活性的 R- 华法林的代谢。这样一来，R- 华法林清除率升高，而活性体即 S- 华法林清除率下降，但消旋体半衰期不变。因此，保泰松与华法林合用时，有必要监测华法林对映体的浓度以确定用药方案。现已清楚，大多数非甾体抗炎药并不与华法林或其他抗凝药发生相互作用，即使它们均有很高的血浆蛋白结合率。

药物在蛋白结合部位的置换反应能否产生明显的临床后果，取决于目标药的药理学特性，那些分布容积小、半衰期长和治疗窗窄的药物被置换下来后，往往药物作用显著增强而容易导致不良的临床后果。

2. 改变组织分布量

（1）组织结合位点上的竞争置换。与药物在血浆蛋白上的置换一样，类似的反应也可发生于组织结合位点上，而且置换下来的游离型药物可返回到血液中，使血药浓度升高。由于组织结合位点的容量一般都很大，这种游离型药物浓度的升高通常是短暂的，但有时也能产生有临床意义的药效变化。例如，奎尼丁能将地高辛从其骨骼肌的结合位点上置换下来，增高血液中地高辛的浓度（奎尼丁也能影响地高辛的肾脏排泄），引起毒性反应。

（2）改变组织血流量。某些作用于心血管系统的药物可通过改变组织血流量而影响与其合用的药物的组织分布。例如，去甲肾上腺素能减少肝血流量，使利多卡因在主要代谢部位——肝脏的分布量减少，可明显减慢该药的代谢，使血药浓度增高。而异丙肾上腺素能增加肝血流量，可降低利多卡因血药浓度。

（三）影响药物代谢的相互作用

影响药物代谢的相互作用的发生率约占药动学相互作用的40%，是临床意义最为重要的一类相互作用。这类相互作用主要涉及细胞色素 P450 酶的诱导与抑制。细胞色素 P450 酶是传递电子和催化许多药物氧化作用的微粒体异构酶的大家族，电子由还原型辅酶Ⅱ（NADPH）- 细胞色素 P450 还原酶供给，是由一种黄素蛋白把电子从 NADPH 传递给细胞色素 P450 酶。细胞色素 P450 单加氧酶系可分为 14 个享有同源系列的哺乳动物基因族和 17 个亚族，它们的基本符号用 CYP 表示，接着以阿拉伯数字表示族，根据氨基酸序列的相似程度，每一族分为若干亚族，用大写英文字母标识，每个亚族中的单个酶根据鉴定的先后顺序用阿拉伯数字编序，如 CYP1A1、CYP1A2。一个肝细胞中可含多种 CYP，一种 CYP 可催化多种药物代谢，而一种药物大多只通过一种酶（或以一种酶为主）进行代谢。在哺乳动物代谢中最重要的酶有 1A、2B、2C、2D 和 3A 亚族，在人类代谢中重要的酶是 CYP1A2、CYP2C9、CYP2C19、CYP2D6 和 CYP3A4。其中，又以 CYP3A4 含量最多（占肝脏 CYP 总量的 25%，肠道含量也很丰富），底物特异性最广泛（约 50%的药物经其催化代谢），而在药物代谢中有相当的重要性。CYP 的活性受遗传和许多其他因素的调节，如年龄、性别、种族、饮食、烟酒嗜好和病理状态等。这可以解释为什么涉及药物代谢的相互作用时存在明显的个体差异。

1. 酶的诱导

除 CYP2D6 以外，所有的 CYP 均可被诱导。CYP 的诱导表现为 DNA 转录和酶蛋白合成的增加，这一过程一般需要数天或数周，取决于诱导剂的剂量、消除半衰期和相应酶的动力学特性。诱导剂的剂量越大，消除半衰期越短（达到稳态浓度快），被诱导的酶的合成与降解周期越短，则诱导作用出现越快。

加入酶诱导剂可使该酶的底物浓度降低，代谢产物浓度升高。酶诱导的结果一般是目标药的药效减弱，但如果药物的效应是由其活性代谢产物引起，则也可见药效增强。在多数情况下，酶的诱导没有明显的临床意义，但对一些治疗窗窄的药物来说，可严重影响其治疗效果，甚至导致不良反应的发生。例如，苯巴比妥可诱导 CYP2C9，使该酶的底物 S- 华法林的代谢速率加快，导致华法林抗凝作用减弱，需增加华法林的剂量以补偿这种效应。此时，如果患者停用苯巴比妥，CYP2C9 的活性会迅速恢复到诱导前的"低"水平，结果可使血浆中华法林浓度显著上升，华法林剂量必须相应降低，否则，可引起致命性大出血。应用苯二氮卓类镇静药就可避免上述相互作用的发生。又如，利福平可诱导口服避孕药中有效成分的代谢，导致许多患者避孕失败。

如果药物的代谢产物能引起不良反应，则不能通过增加剂量来补偿因代谢被诱导而造成的药物疗效降低，因为此时剂量的增加，也会使不良反应发生率大大增加。例如，抗麻风药氨苯砜受 CYP3A4、CYP2C9 和 CYP2E1 的催化可形成羟胺类活性代谢产物，该产物可被红细胞摄取，将血红蛋白氧化成高铁血红蛋白。临床上氨苯砜常与另一抗麻风药利福平合用，后者是 CYP 的广谱诱导剂，可使氨苯砜的羟胺类活性代谢产物生成量增加 4 倍，若再增加氨苯砜剂量，将明显增加高铁血红蛋白血症的发生率。利福平与异烟肼合用治疗结核病时，因利福平诱导异烟肼代谢生成较多的肼类中间产物，可使患者药物性肝炎的发生率由单用异烟肼时的 1% 上升到 7%。

2. 酶的抑制

临床上因 CYP 的抑制而引起的药物相互作用远较因 CYP 诱导所引起的常见，但机制相对简单。CYP 的抑制主要发生在酶蛋白水平上，由抑制剂占据相应酶的一定部位，从而使酶代谢其他底物的活性减弱，可不伴有酶蛋白含量的减少。CYP 的抑制有时也由一些基因调控、转录及酶蛋白合成等水平的机制所致。酶的抑制过程通常要比酶的诱导过程快得多，只要肝脏中的抑制剂达到足够的浓度即可发生。

西咪替丁可通过抑制多种 CYP 的活性而影响许多药物在体内的代谢，导致这些药物血浓度上升；目前有多种药物的肝清除率在与西咪替丁合用后出现不同程度的下降，如卡马西平、苯妥英钠、茶碱、华法林及地西泮。雷尼替丁对肝脏氧化性酶的亲和力比西咪替丁小得多，因此，雷尼替丁不大可能发生上述临床上的相互作用。法莫替丁和尼扎替丁不抑制氧化代谢途径，因而不与经由此途径代谢的药物发生相互作用。临床上当药物与西咪替丁合用时，应注意调整剂量，必要时可用雷尼替丁代替西咪替丁。

阿司咪唑或西沙必利大部分被肝脏 CYP3A4 代谢，该酶若被一些药物如某些抗抑郁药（如奈法唑酮）、克拉霉素、红霉素、伊曲康唑、酮康唑和醋竹桃霉素所抑制，即可使这些药物的血清浓度升高，导致 QT 间期延长和尖端扭转性心律失常，威胁患者生命。因此，阿司咪唑或西沙必利禁与上述提到的药物合用。

利托那韦为某些肝脏 CYP 的强抑制药，可以显著增加经这些酶代谢的药物（如抗心律失常药、阿司咪唑、大多数苯二氮卓类、西沙必利）的血清浓度。这些药物禁与利托那韦同时应用。利托那韦也能与许多其他药物发生相互作用，合并应用时必须密切监护，根据需要调整剂量。

红霉素抑制卡马西平和茶碱的肝脏代谢，从而增加这些药物的效应。氟喹诺酮类药物环丙沙星、依诺沙星可显著增加茶碱的活性，可能也是通过相同的机制。

别嘌呤醇抑制黄嘌呤氧化酶，减少尿酸生成。黄嘌呤氧化酶涉及巯嘌呤和硫唑嘌呤的代谢。当该酶受抑制时，能显著增强这些药物的效应。因此，并用别嘌呤醇时，巯嘌呤和硫唑嘌呤的剂量应当减少到常用量的 $1/4 \sim 1/3$。

西柚汁是研究较多的食物—药物相互作用的例子。它仅对肠道 CYP3A4 有抑制作用，而对肝脏 CYP3A4 无影响。在肠壁被大量代谢的药物与西柚汁同服，其生物利用度可明显增加。如沙奎那韦与西柚汁合用时，

AUC 可增加 50%～200%。类似的药物还包括 β 受体阻断剂、钙通道阻滞剂、苯二氮卓类和羟甲基戊二酰辅酶 A（HMG-CoA）还原酶抑制剂等。西柚汁对 P- 糖蛋白（P-gp）介导的肠细胞转运过程也有抑制作用。例如，环孢素与西柚汁合用时，其生物利用度大大增加，此现象被认为主要由 P-gp 的抑制引起。由于西柚汁是一种天然产品，患者的饮用量、频度，给药的时间间隔及不同品牌的成分含量等因素都不尽相同，使它与药物相互作用的程度在不同患者中存在较大的差异。

二、药效学方面的相互作用

药效学相互作用主要指作用在同一受体或生理系统上的药物间产生的相加、协同或拮抗作用。这类相互作用对药物的血浆浓度和药动学无明显影响。

（一）相加作用

指两种药物合用时作用于同一部位或同一受体，使药效增强，其特点是合用药物对受体作用的内在活性相等，因而发生相加作用。临床用药时，各药如不减半剂量，由于相加作用，可发生中毒现象。例如，氨基糖苷类抗生素中链霉素、卡那霉素、庆大霉素、新霉素等与肌肉松弛药（以下简称肌松药）中筒箭毒碱、加拉碘铵等非去极化型药物合用，肌肉松弛作用加强，重者可发生呼吸麻痹。又如，抗胆碱药与具有多巴胺受体拮抗作用的药物合用，如阿托品与氯丙嗪合用，可导致胆碱能神经功能低下。肾上腺嗜铬细胞瘤患者合用 α 受体与 β 受体两种阻滞剂的效果，明显优于单用其中一种受体阻滞剂，因为所释放的肾上腺素既兴奋 α 受体又兴奋 β 受体。

（二）协同作用

指两药合用时分别作用于不同的部位或受体，而产生协同的效应，使两者合用时的效应大于单用时效应的总和。例如，镇静催眠药与抗精神病药合用，中枢抑制作用可相互加强；单胺氧化酶抑制剂（MAOIs）与氯丙嗪合用，不仅增强安定作用，也增强降压作用；氨基糖苷类抗生素与肌松药合用，可延长麻醉持续时间。

（三）拮抗作用

指两种或两种以上的药物合用引起药效降低的现象。产生拮抗的机制，除上述药动学的机制外，还有药效学的机制，主要通过药物与受体的作用而使药效降低，主要有如下两种形式。

1. 竞争性拮抗

同一受体的拮抗剂与激动剂合用将产生竞争性拮抗作用。例如，组胺竞争抗组胺药作用于 H 受体；阿托品拮抗乙酰胆碱作用于 M 受体；β 受体阻滞剂阻断 β 受体激动的作用。又如，甲苯磺丁脲降血糖作用，主要机制为促进 β 细胞释放胰岛素，此种作用可被结构相似的噻嗪类利尿药所拮抗，因后者可抑制 β 细胞释放胰岛素。

2. 非竞争性拮抗

两种药物与受体的不同部位相结合，因此，任一种药物的存在，不排除与另一药物的结合。但当拮抗药物存在时，作用药就失去作用。此种拮抗作用不被作用药物的剂量加大所逆转。

（四）改变作用点的环境

由于合用药物干扰体内水、电解质、酸碱平衡时，可间接影响另一些药物的作用。例如，依他尼酸、呋塞米等常可引起低血钾，当与强心苷类药物合用治疗心源性水肿时，因缺钾，可增加心脏对强心苷的敏感性，易致强心苷类药物中毒；噻嗪类利尿药引起的低血钾，也能增强肌松药的作用，严重者可致呼吸停止。

第三节　药物监测与安全警戒

治疗药物监测（TDM）是 20 世纪 60 年代在临床医学领域发展起来的一门边缘学科。它以临床药理学、生物药剂学与药动学、药物治疗学等理论为基础，运用现代分析手段测定血液或其他体液中的药物浓度，根据患者个体特点制订初始给药剂量和（或）调整给药方案，以达到提高疗效、避免或减少毒性、发挥最佳治疗效果的目的，是临床药学工作的重要内容之一。

一、治疗药物监测前期工作

临床对患者作出疾病诊断后，医生和药师共同分析病情资料、用药史、药物动力学特征和有效血药浓度范围，提出初步药物治疗方案（包括给药途径、剂型、剂量、给药间隔时间等)，并在实施方案过程中，测定药效定量指标或测定体液药物浓度，计算个体药物动力学参数，修正给药方案，必要时再测定体液药物浓度，使其维持在有效浓度范围。

(一) 掌握与测定有关的药物特性

如果已经确定测定某种药物的体液浓度是可行和有益的，为了达到这个目的，首先要了解和掌握所检测体液中药物浓度的有关知识，包括如何从体液样本中分离出来。

1. 药物的理化特性

在选择溶剂及测定方法之前，须先了解被测定药物的有关理化特性。

（1）脂溶性。判断化合物能否被有机溶媒抽提出来，哪种溶媒抽提率最高。

（2）酸及碱的 pKa 值。由于非解离型药物才能转溶到溶媒中，因此，在抽提前需要调整样本最适宜的 pH。

（3）挥发性。判断能否应用气相色谱法，如无挥发性，是否有可能制成挥发性适当的衍生物形式。

（4）紫外吸收、荧光及电化学特性。了解这方面资料，有助于选择适合监测物定量的最佳检测技术。

（5）化学稳定性。储存条件下及提取测定过程中的化学稳定性。

2. 人体的药动学特性

这类资料对于确定所测药物的浓度范围尤为重要，血药浓度范围在不同药物间幅度差异很大，相差几倍乃至数十倍，甚至相差几个数量级。同时，由于体液采取量受到限制，通常剂量给予的药物，在复杂的体液中仅以微量混合存在，从含有内源性和外源性干扰物质的样品组分中分辨和准确定量药物更有困难。因此，只有应用选择性、特异性高的方法才能达到高灵敏度。

3.药物体内代谢及代谢物的药理活性

关于药物体内代谢资料,无论从分析测定还是临床治疗的观点都是十分重要的,必须了解药物代谢的类型、代谢物的理化性质及药理特性。如果代谢物有药理活性,则其血药浓度应分别测定;无药理活性的代谢物,必须分离后测定。

关于药物的理化、药动学及代谢的特性与用于血药浓度测定的主要分析技术的特性,有相互联系。

(二)临床资料采集

(1)一般情况。姓名、性别、年龄、身高、体重、住院(或门诊)号、住址等。

(2)临床诊断。主要症状、并发症等。

(3)实验室检查。肝肾功能:血清肌酐、血尿素氮、胆红素酶等;蛋白质:白蛋白、球蛋白、α-酸性糖蛋白;电解质:Na^+、K^+、Ca^{2+}、Cl^-、HCO_3^-等。

(4)用药史。过去史及现在史、药物反应史等。

(5)测药物的给药方案。包括给药途径、剂型、剂量、给药间隔、给药持续时间(是否达到稳态浓度)。

(6)取样时间从最后一次给药时间算起。

(三)合并应用的药物分析

(1)影响药动学参数的药物。

(2)影响药效的药物。

(3)影响实验室检查值的药物。

(4)影响测定方法的药物。

(四)药动学资料

(1)健康人体内药动学特征及有关参数。

(2)疾病状态下药动学参数,如肝、肾、心、肺、胃肠及甲状腺疾病时,休克、烧伤、肥胖、水肿、消瘦、发热、血透时。

(3)生理变化时的药动学参数:如年龄(乳儿、幼儿、成人、老人),性别，妊娠，遗传，种族，营养状况（良好、中等、不良），环境，嗜好（嗜烟、酒、茶、咖啡等）。

(五) 药剂学资料

剂型处方组成、溶出速率、生物利用度。

(六) 测定方法学资料

（1）测定方法的特异性。

（2）测定方法的灵敏度。

（3）测定方法的重现性。

（4）干扰测定的因素包括合并用药、机体内源性物质、药物代谢物、抗凝剂、抗氧剂、试样稳定性、储存条件等。

二、治疗药物监测施行程序

(一) 取样

由于临床治疗及患者病情的影响，采集生物样品（如血样）有一定困难，在取样时应注意下面几个问题。

（1）取样目的一定要明确，每一份样品测定结果要尽可能说明问题，提供更多的信息，为进一步药物治疗提供依据。

（2）患者病情许可。

（3）需要医、药、护相互协助，才能使监测工作做好。

(二) 取样点选择

血药浓度监测的一个重要问题是采血点的设计。良好的设计所得到的数据可以充分反映客观实际。因此，对患者抽血次数与设计至关重要。

1. 最高血药浓度取血点

由于最高血药浓度及达到最高血药浓度的时间可信性差（受吸收相、分布相、峰时、峰值差异影响较大），一般较少选用。

（1）静注、静滴完后，立即取血。

（2）等间隔给药可在任何一次给药后取血（口服、肌注需在峰时）。

（3）不等间隔给药可选择给药间隔最短的一次给药后取血（口服、肌注应在峰时）。

（4）不等剂量、不等间隔、不同途径多剂量给药，可计算 24 小时各剂量累积，选择最高浓度时间采血。

2. 最低血药浓度取血点

这是经常选用的，因为经过时间与给药间隔相当，可信性好。

（1）等间隔给药可选下一次给药前立即取血样。

（2）不等间隔给药可选择给药间隔最长的一次给药后，在下一次给药前立即取血样。

3. 临床需要时取血点

为了确证血药浓度与临床出现的症状关系，常在疾病变化时立即取血测其浓度，如哮喘加剧、心律失常、中枢神经系统反应等。

三、药物警戒

（一）概述

ADR 监测在提高合理用药水平及保障公众健康和社会稳定方面发挥了重要作用，但随着 ADR 监测工作的开展，人们发现有很多药品安全问题是 ADR 监测不能解决的。因为 ADR 监测有局限性。

1974 年，药物警戒（PV）一词在法国诞生。目前，与药物安全性相关的所有环节与因素，均已纳入药物警戒的范围。药物警戒是全球范围内各个国家医疗行业 ADR 监测的未来发展趋势。

药物警戒不仅涉及药物的不良反应，还涉及药物治疗错误、药物的滥用与错用、药物和食品的不良相互作用等与药物相关的其他问题。药物警戒是一个全方位监测用药相关问题的体系。根据世界卫生组织（WHO）的指南文件，药物警戒涉及的监管范围已经扩展到传统药物和辅助药物、血液制品、生物制品、医疗器械及疫苗等。

药物警戒从用药者安全出发，发现、评估、预防药物不良反应。要求有疑点就上报，不论药品的质量、用法、用量是否正常，更多地重视以综合分析方法探究因果关系，容易被广大报告者接受。

药物警戒对我国药品监管法律法规体制的完善具有重要意义，这仅靠进行 ADR 监测工作是不能达到的。药物警戒工作做得好，既可以节约资源，又能挽救生命，深入开展药物警戒工作是大势所趋。

(二) 药物警戒与 ADR 监测

ADR 监测和药物警戒的最终目标是一致的，就是提高临床安全、有效和合理用药水平，保障公众用药安全；但在监测对象及范围、关注的时间范围、运用的方法手段等方面是有差别的。

第四节　生物药剂学

生物药剂学（Biopharmacy 或 Biopharmaceutics）是 20 世纪 60 年代发展起来的一门药学新分支，它是研究药物及其剂型在体内的吸收、分布、代谢与排泄过程，阐明药物的剂型因素和人体生物因素与药效关系的一门科学。它的研究目的主要是正确评价药剂质量，设计合理的剂型、制剂工艺以及为临床合理用药提供科学依据，保证用药的有效性与安全性。生物药剂学作为一门体内的药剂学，它与医药学中的其他学科，如药理学、生物化学有密切联系，在内容上互相渗透、互相补充，共同研究药物及其他生理有效物质与机体的关系。但与药理学、生物化学在研究重点上是有原则性区别的，它既不像药理学那样主要研究药物对机体某些部位的作用方法与机制，也不像生物化学那样把药物如何参与机体复杂的生化过程作为中心内容。生物药剂学主要是研究药理上已证明有效的药物，当制成某种剂型时，以某种途径给药后是否很好地吸收，从而及时分布到体内所需作用的组织及器官（或称靶器官、靶组织），在这个作用部位上只要有一定的浓度以及在一定时间内维持该浓度，就能有效地发挥药理作用。随着医药科学技术的发展及药剂生产的工业化，剂型因素与生物因素对药效产生的影响逐渐被人们所承认，从而改变了长期以来认为只有药物化学结构决定药效的看法。认识到药物在一定剂型中所产生的效应不仅与药物本身的化学结构有关，而且受到剂型因素与生物因素的影响，有的甚至有很大影响。例如，曾有报道泼尼松片剂的不同厂家产品，虽然崩解时限均未超过6分钟，但片剂中药物溶解出来一般所需时间为3~6分钟的为有效，而50~150分钟的则为无效。又如，某苯妥英钠胶囊剂，由于赋形剂从原来的硫酸钙改为乳糖，结果苯妥英钠的吸收增加而造成中毒事故。这些都是剂型因素影响药效的实例。剂型因素不仅是指注射剂、片剂、软膏剂等狭义的剂型概念，而且有广义的概念，包括与剂型有关的药物的各种理化因素，如所加的辅料或附加剂等的性质及用量、制剂的工艺过程、操作条件及储存条件等；药物的物理性质如粒径、晶型、溶解速度等，药物的某些化学性质如化学稳定性、药物的配伍及相互作用等。人体的生物因素主要包括种族、体重、性别、年龄、遗传及生理病理条件等。通过对制剂的生物药学研究，可以改进药物制剂的处方、生产工艺、给药方式等，从而使药物制剂不仅具备良好的体外质量，而且还可使药物制剂严格达到安全、有效的目的。

一、生物药剂学的实验设计

生物药剂学主要是测定血药浓度、尿药浓度、某些组织器官的药物浓度及体内的微量代谢产物的浓度。由于体内各部分或排泄物中的药物浓度均很低，一般在 $10~100\mu g/mL$ 的数量级范围，所以应选用灵敏度高、精确度高、专属性好、尽可能方便快速的实验方法。已报道的方法大致有：普通分光度法、荧光光度法、火焰分光度法、薄层层析法、柱层析法、气相层析法、质谱法、磁共振法、放射性同位素标记法等。放射性同位素标记化合物的运用范围比较广，测定也方便，但必须进行严格的实验设计，以克服专属性差的缺点。同时放射性同位素标记试验一般不宜用于人体，所以单靠这种测定不能得出药物在人体中的结果。为此，目前发展了两种方法：一种是放射免疫法，该法在体外进行，不影响人体健康且灵敏度相当高；另一种是稳定性同位素标记化合物的方法，稳定性同位素如 ^{13}C、H 等没有放射性，是人体本来就存在的正常成分（人体内存有 2000mg 以上的 ^{13}C，而试验中所用的 ^{13}C 的量只需 60~120mg），所以无毒。做过稳定性同位素标记的药物用于人体后应该用质谱仪来追踪。已报道的生物药剂学的试验对象除人体外，还有鼠、兔、狗、猴、猪、牛等哺乳类动物。一般选择健康实验对象若干，测定投药后不同时间的血药浓度、尿药浓度或某些组织器官中的药物浓度等。试验中个体差异较大，为了克服实验对象间的个体差异，往往需要选取较多的实验对象，在同等条件下进行试验，最后将服药组与对照组进行对照数学处理（方差分析）或其他的显著性试验，以获得较可靠的结论。同时，为了克服实验对象在间断性的多次性试验时其生理状况造成的药效指标的差异（一般称作"自体差异"），应该在每一个用药对象上交叉性地先后试完各种受制试剂，不允许遗漏，最后的数据可进行总的范围方差分析。

在动物实验模型上，也有采用鱼体（如金鱼）来进行生物药剂学部分项目测定的报道引起人们的关注。目前，金鱼试验的方法尚处于研究阶段，若能推广，可简化生物药剂学的测定手续。还应提及，虽然生物药剂学在研究剂型与生物体的疗效方面意义较大，但其测出的任何指标不能单独用来判断某药在临床上"有效"或"无效"，要对某药的"优劣"作出全面的判断，还必须有临床疗效的依据为后盾。往往在药理学工作者通过大量的动物试验并经临床观察，确已证明某药基本上有效、安全无毒后，才可进一步进行生物药剂学的研究，以确定适合该药的最合理剂型的处方组成、用药剂量和方法等。

二、药物的吸收

药物被机体摄取的过程为吸收，即药物从用药部位进至血液循环的过程。药物的吸收部位有胃、肠以及口腔、直肠及皮肤等。

（一）消化道吸收

1. 消化道上皮细胞膜（生物膜）

由于药物在消化道内是透过上皮细胞而进入血液循环，故上皮细胞膜的性质决定药物吸收的难易度。

2. 药物吸收机制

（1）被动扩散。脂溶性药物由被动扩散透过生物膜，由高浓度区到达低浓度区，不需要消耗能量。服药以后，胃肠液中药物浓度高，细胞外液内药物浓度低，药物能被动扩散通过，又以同样机制转运到血液而被吸收。

（2）主动转运。一些机体所必需的物质，如单糖、氨基酸等，借助于载体的帮助，能从浓度低处往浓度高处逆向转运。载体量是有限的，在吸收部位，药物达到某一临界浓度时，转运系统达到饱和，浓度再大也不能加快药物的吸收速度。对主动吸收的药物可能存在某一最适剂量，超过此剂量不会有更高的治疗效应。主动转运需要消耗能量。

（3）易化扩散。有相当多的物质，如一些非脂溶性物质或亲水性物质，借助于细胞膜上载体物质的帮助，从高浓度区向低浓度区扩散，也不需要消耗能量。扩散速度取决于膜两侧浓度差。与被动扩散的区别在于，它是借助与膜上载体的结合或释放而扩散的。

（4）膜孔转运。某些水溶性小分子药物，可通过生物膜膜孔（亲水通道）进行被动转运。膜孔转运的吸收速度，受药物分子或离子的大小、浓度以及水的吸收速度影响。

综上所述，多数药物的吸收属于"被动扩散"，故消化道上皮细胞对这些药物起着脂溶性屏障的作用，其中，脂溶性药物通过被动扩散而吸收，非脂溶性药物的扩散通过屏障则相当困难。

3. 消化道生理及药物吸收

（1）消化道及其 pH。药物口服后通过胃肠道时，其不同表面特性的解剖区域会影响药物的吸收速率。胃肠道组成有三大部分：胃、小肠及大肠。药物经口服后首先接触的是胃，胃的表面积有限，pH 变化很大，当胃液分泌入胃肠腔受到食物的稀释与影响后，其 pH 即变为 1~3。一般空腹时 pH 可降低为 1.2~1.8，进食后，正常人的胃内容物 pH 可上升到 3~5。某些药物及食物可能对胃液的分泌或中和的影响特别大，如抗胆碱药阿托品和溴丙胺太林、脂肪及脂肪酸等均能抑制胃液分泌，胃酸分泌抑制药则也使 pH 升高。在胃的酸性环境下，弱酸性药物很容易被吸收。

（2）胃排空速率与药物吸收。在胃肠中几乎不吸收而在肠内吸收的药物，其疗效的显现取决于药物离开胃进入十二指肠的速率。能立即止痛的药物如可待因，延迟胃的排空将延迟镇痛作用；对有些受胃酸和胃酶活性的影响而不稳定的药物，胃排空缓慢也影响药物的有效性，如青霉素的降解程度取决于它在胃内停留的时间；在胃的酸性条件下能被解离为离子的胺类药物及肠溶衣制剂等，胃排空速率对疗效的开始时间是十分重要的。

4. 药物理化性质对吸收的影响

（1）药物的解离常数与脂溶性的影响。消化道上皮细胞膜具有脂质膜的特性，易吸收非离子型的有机弱酸和有机碱，离子型则难吸收。非离子型与离子型的比例与环境 pH 直接相关。同时，吸收速率又与油、水分配系数有关，一般是脂溶性越强，吸收越好，这种关系称为 pH- 分配假说。溶液中非离子组分是药物的解离常数与消化道腔液 pH 的函数，其关系可用 Henderson-Hasselbalch 缓冲方程式表示。

（2）溶出速率。药物以片剂、胶囊剂、颗粒剂或混悬剂口服，或用植入片或混悬剂肌注，其吸收过程：固体药物→崩解→溶解→生物膜→吸收。溶出速率的理论依据是 Noys Whitney 扩散溶解理论。

（3）多晶型。化学结构相同的药物，可因结晶条件不同而得到不同的晶型，这种现象称为多晶型。有机化合物的多晶型现象极为普遍。例如，38 种巴比妥药物中有 63% 有多晶型；48 种甾体化合物中有 67% 有多晶型。晶型不同，它们的物理性质（如密度、熔点、溶解度和溶出速率）均有不同。在一定温度与压力下，多晶型中只有一种是稳定型，其熵值最小、熔点最高、溶解度最小、化学稳定性好，其他多晶型为亚稳定型，它们最终可转化为稳定型。亚稳定型的熵值大、熔点低、溶解度大，故溶出速率也较快。因此，可因晶型不同而呈不同的生物利用度，稳定型多晶型药物往往低效甚至无效。

5. 药物在消化道中的稳定性

药物不仅在贮藏期应有足够的稳定性，而且应在胃肠液中也保持稳定，因为胃肠液中的消化酶或 pH 的作用可导致某些药物的活性减低或失效。

（二）口腔吸收

口腔黏膜上皮细胞膜也由脂质体构成，故能允许脂溶性药物通过，此吸收方式属于被动扩散，与分配系数很有关系。口腔给药法可将舌下片剂放于舌下，也可将口腔片剂置于面颊与牙齿之间，这些片剂中的药物被唾液溶解后，通过口腔黏膜吸收，对于胃酸中灭活或首过消除作用大不宜口服的药物，应考虑从口腔吸收。例如，硝酸甘油是一种酯，口服后能水解，以至于到达循环之前即失效。此外，硝酸甘油脂溶性好，口腔吸收的速度快，能迅速奏效，缓解心绞痛，故以口腔给药最为适宜。

（三）直肠吸收

1. 脂溶性与解离度

直肠黏膜是类脂膜，药物在直肠中的吸收也是通过类脂膜与微孔吸收，药物从直肠的吸收符合一级速率式，故直肠吸收也属被动扩散。直肠黏膜的 pH 对药物的吸收速度起重要作用，但一般直肠液的 pH 约为 7.4，且没有缓冲能力，故药物进入直肠后的 pH 达到能增加未解离药物所占比例的量，就极可能增加药物的吸收。

2. 药物的溶解度与粒径

药物的溶解度对药物经直肠吸收有一定影响，溶解度小的药物，因直肠中的分泌量较少，药物溶解量少，吸收也少，药物水溶性较大时，吸收也增加。药物在基质中不溶而呈混悬分散状态时，其离子大小能影响吸收。如用两种阿司匹林栓剂进行比较，一种为过 80～100 目筛的阿司匹林粉末，平均粒径为 163μm，表面积为 320cm^2/g，另一种为大粒的阿司匹林，每 13 粒重 600mg，表面积只有 12.5cm^2/g，这两种栓剂经健康受试者使用后 12 小时，粉末制的阿司匹林栓剂总水杨酸盐排泄累积量为大粒阿司匹林栓剂的 15 倍。

3. 栓剂基质的影响

栓剂给药后，药物首先从栓剂扩散面的基质中释放出来，分散或溶解到周围的水性体液中，方能被黏膜吸收而产生疗效。用作全身治疗的栓剂，要求药物能从基质中迅速释放出来，而基质对药物释放有一定影响。栓剂中药物吸收的限速过程是基质中药物释放到水性体液的过程。药物从基质中释放得快，可产生较快而强烈的作用，反之则作用缓慢而持久。基质种类和性质的不同，释放药物的速度和对药物影响的机制也不同。

（四）注射吸收

注射剂除有时用作关节腔内注射或神经阻断以发挥局部作用外，还通常被用于发挥全身作用。有些药物或因在消化道分解，或因本质上难以吸收，只能采用注射给药。当然，也有不少药物不适于注射。

注射剂与其他药物制剂给药方法的不同点之一是，注射操作需用注射针刺入组织内部，从而产生损伤。无论肌注还是皮下注射，在注射部位附近都有充分的血液或淋巴液循环，从而可以快速吸收，药物一旦分布到结缔组织后，便开始进入血液循环。

除药物分子和生物膜的物理化学性质外，还有种种因素影响吸收的速度，如给药部位的选择、药物的浓度、热力学活性等对吸收速度均有重要影响。

（五）皮肤吸收

皮肤经常受到许多化学和物理作用的侵袭，当某些合成化学品、有毒气体和液体渗入皮肤时会产生局部或全身反应，若将药物大面积涂抹在皮肤上，其总吸收量也是很可观的。另外，皮肤病灶深浅不同，药物产生作用的部位也不相同，利用皮肤给药而达全身吸收目的的给药方式正日趋受到医务人员重视。

药物透皮吸收的途径至今仍有争论，但从皮肤的解剖来看，可有三条解剖途径。

（1）透过完整的表皮，一般认为，完整表皮具有类脂膜特性，允许脂溶性药以不解离形式透入皮肤，解离型的较难透入。

（2）通过毛囊、皮脂腺，药物进入毛囊口就可能通过毛干或毛囊壁间隙或皮脂腺到达角质层以下的部位，再通过囊壁上皮细胞进入真皮或皮下组织。皮脂腺分泌物是油性的，也有利于脂溶性药物的透入。若制剂中加入表面活性剂有助于药物与毛囊接触，对吸收有利。

（3）通过汗腺，汗腺是否为药物吸收的通道尚无定论，如手掌皮肤虽汗腺很多，但除水以外，其他物质的渗透性都比较小。

三、药物的分布

（一）体内分布与药效

药物的体内分布是指药物经吸收进入血液，通过血液和各组织间的屏障，转运至各组织的现象。药物向组织的转运，不仅对发挥疗效，而且对用药的安全（如药物是否蓄积在组织中）均起重要作用。因此，为了发挥药物的药理作用，应使药物正确分布至发挥作用的靶器官，在该部位停留必要的时间，充分发挥作用后，再迅速排泄至体外以确保安全。药物到达作用部位后，能同一些和它的药理作用基本无关的细胞内高分子化合物、细胞内颗粒、脂肪成分等细胞成分非特异性结合。通常，呈现药理作用的组织内药物含量只是给药量中很有限的一部分，这部分药物是通过"药物—受体"的相互作用与专门的受体结合的。作用部位的药物浓度，除主要受在肝脏中进行的代谢速度、透入作用部位的速度、肾或胆汁等部位的排泄速度影响以外，还与药物向作用部位以外的组织的分布特性有关。药物在分布过程中，作用部位分布的有效药物浓度，关键在于与受体结合的程度。

（二）表观分布容积

人体的体液是由细胞内液、细胞外液（组织间液和血浆）组成的。组织间液处于细胞内液与血浆之间，它与血浆一起组成细胞外液。普通成人，水分约占体重的 60%，其中血浆占体重的 5% 左右，组织间液约占体重的 15%，细胞内液约占体重的 40%。因此，60kg 体重的成人约有总体液 36L，其中血浆约 3L，组织间液约 9L（故细胞外液约为 12L），细胞内液约 24L。血液以外的水分多达 33L。为了使药物的血中浓度具有意义，必须有一个血药浓度与体内总药量的关系式，在这个关系式中要引进表观分布容积（V_d）这一概念。表观分布容积是药物的一种特性，不是体内含药的真实容积，而是在药物充分均匀分布的假设前提下，体内全部药物按血中同样浓度溶解时所需的体液总容积。若血液内的药物量为 D，并设血浆与组织间药物分布达到平衡后血浆中浓度为 C_0，则 $V_d = D / C_0$（单位：升）。若静脉注射药物后立即达到分布平衡，则在开始时体内药物量基本上等于静脉注射剂量 X_0，当一个药物的 V_d 值求得（或可从有关书刊中查得）后，只要测出血药浓度，即可算出用药后任何时间内的体内药物总量。

（三）影响药物分布的因素

体内循环与血管透过性、药物与血浆蛋白的结合能力、蓄积作用、肝脏的首过消除作用。

（四）淋巴系统的转运

血液循环与淋巴循环构成体循环，由于血液流速比淋巴流速快

200～500倍，故药物的转运主要由血液承担，药物的淋巴系统转运，在某种意义上说同样是很重要的。

（1）某些特定物质（如蛋白质、脂肪等大分子物质）的转运必须依赖淋巴管的转运。

（2）淋巴循环为给药后不通过肝脏的转运途径之一，可避免药物受肝脏的代谢破坏。

（3）当传染病、炎症、癌转移等使淋巴系统或其外围产生病灶时，必须让药物向淋巴系统转运。

（4）透过血管的小分子通常也容易转运至淋巴和组织细胞中，位于组织间隙的大分子，虽难以进入血管，但易进入淋巴系统。

药物向淋巴系统的转运主要包含三个途径：从血液向淋巴液的转运、从组织液向淋巴液的转运、从消化道向淋巴液的转运。

四、药物的代谢

药物进入体内经过吸收、分布过程，才会呈现药理作用，但若药物一直留在体内持续发挥作用，就可能导致机体中毒甚至死亡。又由于多数药物具有较高的脂溶性，当药物以原形从肾脏排泄时，会因肾小管的重吸收作用而被留于体内。所以机体摄取的药物在排泄前，必须转化成脂溶性较低或水溶性较高的物质，以便排出体外，这种化学反应即为代谢。从这个角度来看，代谢是机体对药物这种异物的防御反应。代谢是设计药物的合理用法或考虑调节作用时间的重要线索之一。简言之，药物代谢是外来有机药物在体内的生理化学变化过程。

五、药物的排泄

（一）肾脏的排泄

1.肾脏的生理作用

（1）排泄含氮的代谢产物。肾脏能将血液中的蛋白质代谢废物不断清除，使血浆中的非蛋白氮（含尿素、尿酸、肌酸、酸酐、氨等）的含量保持在相对稳定的水平。当肾功能减退时，非蛋白氮随尿排出的量减少，血中蓄积的量就会增多，因此，血浆中非蛋白氮的含量可作为测定肾功能的一种指标。

（2）调节体内水分和渗透压平衡。肾脏能适应人体进食、饮水和代谢产生的水的变化，以及由皮肤、胃肠道、呼吸道排出水分的变化，而产生不同浓度和不同量的尿液，以维持体内水分及渗透压的平衡。如饮水后，尿量就增加，尿比重就降低；当体内缺乏水分时，尿量减少，尿比重增高。临床上常测定饮水量和尿量、尿比重之间的关系，作为肾功能的一种指标。

（3）调节酸碱平衡。肾脏能根据体内酸碱平衡的情况，控制酸性物和碱性物排出的比例。当酸性物或碱性物中的任何一种在血液中的含量增多时，其多余部分就会通过肾脏排出，以调节和维持体内的酸碱平衡。

2. 药物的肾脏排泄机制

肾脏对药物并没有特殊的排泄机制，其机制与排泄一般的机体成分或新陈代谢产物的机制是相同的。

（二）非肾脏排泄

肾脏排泄以外的其他排泄途径统称为非肾脏排泄，其中胆汁排泄也是药物排泄的重要途径。

1. 胆汁排泄

某些药物或代谢物经肝细胞分泌进入胆汁，胆汁中的药物先储存在胆囊中，然后释放进入小肠，可在小肠重吸收返回肝脏，形成肝肠循环。药物在胆道的转运与肾小管的主动过程相似，可有竞争性抑制。另外，胆汁中药物或代谢物的浓度很高，可引起肠道刺激或肠内分解，在临床上对药物的安全、有效和给药方案设计具有重要意义。

2. 肝肠循环

药物通过小肠吸收，经胆汁分泌，而后再被小肠吸收的过程称为肝肠循环。药物可在肝脏被代谢或与葡糖醛酸结合，从胆汁排泄，在小肠受消化酶、肠壁酶或肠内菌群分解转变为原形药物后在小肠被重吸收。

肝肠循环在临床药物治疗中具有重要意义，如果药物在胆汁排泄量多，则肝肠循环使药物在体内滞留时间明显延长，有可能出现蓄积性中毒。如果多种因素阻断肝肠循环，则可使药物的半衰期显著缩短而影响预期的治疗效果。同样，如果肠道酶系或肠内菌群被抑制，则肝肠循环减少，药物的半衰期缩短。

某些药物因肝肠循环，血药浓度—时间曲线可出现第二个血药浓度高峰（双峰现象）或尿排泄高峰。这是由于药物随胆汁分泌储存于胆囊中，经若干小时间歇性释放入小肠，因而药物量较大，重新吸收后可使血药浓度—时间曲线出现第二个高峰。

第六章　临床药学的研究

第一节　生物利用度与生物等效性研究

一、常用研究方法

生物利用度研究是试验制剂和参比制剂间的比较性研究，生物等效性研究是在试验制剂和参比制剂生物利用度比较的基础上建立等效性。两者概念虽不完全相同，但试验方法与步骤基本一致。目前，推荐的测定生物利用度与建立生物等效性的方法包括体外和体内的方法，按方法的优先考虑程度从高到低排列：药物动力学研究、药效动力学研究、临床比较试验、体外研究。

（一）药物动力学研究

药物动力学研究是采用人体生物利用度比较研究的方法，通过测量不同时间点的生物样本（如全血、血浆、血清或尿液）中药物含量，获得药物浓度—时间曲线，经过适当的数据处理，计算出反映吸收程度和吸收速度的药物动力学参数，通常采用 AUC、C_{max}、t_{max} 等参数，反映药物从制剂中释放吸收到体循环的速度和程度，再通过统计学分析比较，判断两制剂是否生物等效。

（二）药效动力学研究

在没有可行的药物动力学研究方法，如无灵敏的血药浓度检测方法或浓度和效应之间无相关性等情况下，可以采用明确的可分级定量的客观临床药效学指标，获得药效—时间曲线，来比较生物利用度，建立等效性，使用该方法同样要经过方法学确证。

（三）临床比较试验

在以上两种方法均不可行的情况下，可以通过以参比制剂为对照的临床比较试验，以综合的疗效终点指标来验证两种制剂的等效性。但由于临床试验样本量有限或检测指标不够灵敏，该方法可能缺乏可行性。

（四）体外研究

体外研究不能完全反映体内行为，一般不提倡用体外研究来评价生物等效性。但在某些情况下，可以采用体外研究来进行生物利用度与生物等效性研究。美国 FDA 规定，根据生物药剂学分类系统，高溶解度、高渗透性、快速溶出的口服制剂可以采用体外溶出度方法建立生物等效性。对于难溶但渗透性高的药物，如果已建立良好的体内外相关关系，也可用体外溶出度的研究来替代体内研究。此外，溶出试验还用于批次间质量的评价及生产过程的质量控制。在建立了良好的体内外相关关系的基础上，体外溶出度试验不仅可以作为生产过程的质量控制指标，而且也可以反映产品在体内的行为。

二、研究的基本要求

（一）准试条件

在受试制剂获得可进入临床试验许可的前提下，方可委托国家食品药品监督管理局新药评审委员会批准的药理临床试验基地来进行人体生物利用度和生物等效性试验。受托单位应就试验项目召开伦理委员会会议并取得通过，以确保试验的安全性。试验单位应与每个受试者分别签订知情同意书，参加研究工作的人员应包括临床药动学研究人员、临床医生、分析检验技术人员和护理人员。

生物样品中药物及其代谢产物定量分析方法的专属性和灵敏度是生物利用度和生物等效性试验成功的关键。首选色谱法，如高效液相色谱法（HPLC）、气相色谱法（GC）、液相色谱—质谱联用技术（HPLC-MS、HPLC-MS-MS）、气相色谱—质谱联用技术（GC-MS、GC-MS-MS）等，一般应采用内标法定量。必要时也可采用生物学方法或生物化学方法。生物样品可以是全血、血清、血浆、尿液或其他组织匀浆液，一般取样量少、药物浓度低、内源性物质的干扰多，而且个体差异较大，因此必须根据待测物的结构、生物介质和预期的浓度范围，建立适宜的生物样品定量分析方法，并对方法进行验证。

建立可靠的、可重现的定量分析方法是进行生物利用度与生物等效性研究的关键之一。为了保证分析方法可靠，必须进行充分的方法确证，一般应进行以下几方面的考察。

1. 专属性

专属性是指样品中存在干扰成分的情况下，分析方法能够准确、专一地测定待测物的能力。必须证明所测定的物质是原形药物或特定的活性代谢产物，内源性物质和相应的代谢产物不得干扰样品的测定。对于色谱法，至少要提供空白生物样品色谱图，空白生物样品应外加对照物质色谱图（注明浓度）及用药后的生物样品色谱图。对于复方制剂，应特别加强专属性研究，以排除可能的干扰。对于 HPLC-MS 和 HPLC-MS-MS 方法，应着重考察基质效应（样品中存在的干扰物质对仪器响应造成的直接或间接影响）。

2. 标准曲线与线性范围

标准曲线反映了所测定物质浓度与仪器响应值之间的相关性，一般用回归分析方法（如加权最小二乘法）所得的回归方程来评价。应提供标准曲线的线性方程和相关系数，说明其线性相关程度。标准曲线高低浓度范围为线性范围，在线性范围内，浓度测定结果应达到试验要求的精密度和准确度。配制标准样品应使用与待测样品相同的生物介质，一般至少用 6 个浓度建立标准曲线。线性范围要能覆盖全部待测浓度，不允许将线性范围外推求算未知样品浓度。浓度高于定量上限的样品，可采用相同的空白介质稀释后测定。建立标准曲线时应随行空白生物样品，但计算时不包括零点，空白样品仅用于评价干扰。

3. 定量下限

定量下限（LLOQ）是标准曲线上的最低浓度点，表示测定样品中符合准确度和精密度要求的最低药物浓度。LLOQ 应能满足测定 3～5 个消除半衰期时样品中的药物浓度或能检出 C_{max} 的 1/20～1/10 时的药物浓度，其准确度应在真实浓度的 80%～120%，相对标准偏差（RSD）应小于 20%，信噪比应大于5。

4. 精密度与准确度

精密度是指在确定的分析条件下，相同介质中相同浓度样品的一系列测量值的分散程度。通常用质控样品（已知量的待测药物加入生物介质中配制的样品）的日内和日间 RSD 来考查方法的精密度。RSD 一般应小于 15%，在 LLOQ 附近 RSD 应小于 20%。准确度是指在确定的分析条件下，测得的生物样品浓度与真实浓度的接近程度（质控样品的实测浓度与真实浓度的偏差），重复测定已知浓度的样品可获得准确度。一般应在 85% ~ 115%，LLOQ 附近可在 80% ~ 120%。要求选择高、中、低 3 个浓度的质控样品同时进行方法的精密度和准确度考察。低浓度选择在 LLOQ 的 3 倍以内，高浓度接近于标准曲线的上限，中浓度选在中间。每一浓度至少测定 5 个样品。

5. 样品的稳定性

根据具体情况，对含药生物样品在室温、冰冻和冻融条件下以及不同存放时间进行稳定性考察，以确定生物样品的存放条件和时间。还应考察储备液的稳定性以及样品处理后溶液中分析物的稳定性，以保证检测结果的准确性和重现性。

6. 提取回收率

从生物介质中回收得到分析物的响应值除以标准品产生的响应值即为分析物的提取回收率。回收率不要求必须达到 100%，但分析物及内标的回收率应当一致、精密和可重现。应考察高、中、低 3 个浓度的提取回收率。

7. 微生物学和免疫学方法确证

上述分析方法主要针对色谱法，一些参数和原则也适用于微生物学或免疫学分析，但微生物学或免疫学分析的标准曲线本质上是非线性的，应尽可能采用比化学分析更多的浓度点来建立标准曲线。结果的准确度是关键因素，如果重复测定能够改善准确度，则应在方法确证和未知样品测定中采用同样的步骤。

（二）方法学质量控制

生物样品分析方法确证完成之后，可以开始测定未知样品。为保证所建立的方法在实际应用中的可靠性，在测定生物样品中的药物浓度时应采用质控样品进行质量控制（QC）。

每个未知样品一般测定一次，必要时可进行复测，来自同一个体的生物样品最好在同一分析批中测定。生物样品每个分析批测定时应建立新的标准曲线，并随行测定高、中、低3个浓度的质控样品，每个浓度多重样本，并应均匀分布在样品测试顺序中。每个分析批质控样品数不得少于未知样品总数的5%，且不得少于6个。质控样品测定结果的RSD一般应小于15%，低浓度点RSD一般应小于20%，最多允许33%的质控样品结果超限，且不得均在同一浓度。如不符合上述要求，则该分析批样品测试结果作废。

(三) 测试结果的记录与提交报告的要求

分析方法的有效性应通过试验证明。建立一般性和特殊性标准操作规程，保存完整的试验记录是分析方法有效性的基本要素。生物分析方法建立中产生的数据和质控样品测试结果应全部记录并妥善保存，并提供足够的可供评价的方法学建立和样品分析数据。在临床报告中，应详细描述所用的分析方法，引用已有的参考文献，提供每天的标准曲线、质控样品及未知样品的结果计算过程。还应提供全部未知样品分析的色谱图，包括全部相关的标准曲线和质控样品的色谱图，以供审查。

三、试验设计

(一) 受试者的选择

试验方案中应明确受试者的人选和筛除条件。应当尽量使个体间差异减到最小，以便能检测出制剂间的差异。

一般情况应选择健康男性及女性，特殊情况应说明原因，如妇科用药。儿童用药应在成人中进行。特殊作用的药品，则应根据具体情况选择适当受试者。如待测药物存在已知的不良反应，可能带来安全隐患，也可考虑选择患者作为受试者。受试者年龄一般为18~40周岁，同一批受试者年龄不宜相差10岁以上。体重与标准体重相差 ±10%，同一批受试者体重（kg）应相近。

受试者应经过全面体检，身体健康，无心、肝、肾、消化道、神经系统、精神异常及代谢异常等病史；体格检查示血压、心率、心电图、呼吸状况、肝功能、肾功能和血常规无异常，避免药物的体内过程受到疾病干扰；根据药物类别和安全性情况，还应在试验前、试验期间、试验后进行特殊项目检查，如降糖药应检查血糖水平；受试者无过敏史、无体位性低血压史。

（二）受试者例数与分组

受试者例数应当符合统计学要求，一般要求 18～24 例，即可满足大多数药物对样本量的要求，但对某些变异性大的药物可适当增加例数。受试者分组必须遵循随机化原则，各组间应具有可比性，两组例数最好相等。

（三）参比制剂和试验制剂

参比制剂的质量直接影响生物利用度和生物等效性试验结果的可靠性，其安全性、有效性应合格。参比制剂选择的原则：进行绝对生物利用度研究时选用上市的静脉注射剂为参比制剂；进行相对生物利用度或生物等效性研究时，应选择国内外同类上市主导产品作为参比制剂。

试验制剂应为符合临床应用质量标准的放大试验产品。应提供试验制剂和参比制剂的体外溶出度比较（$n \geq 12$）数据，以及稳定性、含量或效价数据、批间一致性报告等。个别药物尚需提供多晶型及光学异构体的资料。

参比制剂和试验制剂均应注明研制单位、批号、规格、保存条件、有效期等。参比制剂和试验制剂实测含量差异应小于 5%。试验结束后试验制剂和参比制剂应保留足够长的时间，直到产品批准上市以备查。

（四）给药剂量

一般情况下，普通制剂仅进行单剂量给药研究即可，给药剂量应与临床单次用药剂量一致，有时为了达到检测要求，也可以加倍给药剂量，但一般不得超过临床推荐的单次最大剂量。试验制剂和参比制剂最好应用相等剂量，需要使用不同剂量时，应说明理由，并提供所用剂量范围内的线性药物动力学特征依据，结果可以剂量校正方式计算生物利用度。

在下列情况下，可考虑多次给药达稳态后，用稳态血药浓度估算生物利用度。

（1）药物吸收程度相差不大，但吸收速度有较大差异。

（2）生物利用度个体差异大。

（3）缓释、控释制剂。

（4）当单次给药后原形药或代谢产物浓度很低，不能用相应的分析方法准确测得时。

进行多次给药研究应按临床推荐的给药方案给药，连续 3 次测定谷浓度确定血药浓度达稳态后，选择一个给药间隔取样进行测定，并据此计算生物利用度。

（五）试验方法设计

交叉设计是目前应用最多、最广的方法，因为多数药物吸收和清除在个体之间均存在很大变异，个体间的变异系数远远大于个体内的变异系数，因此，生物利用度与生物等效性研究一般要求按自身交叉对照的方法设计。把受试者随机分为几组，一组受试者先服用试验制剂，后服用参比制剂；另一组受试者先服用参比制剂，后服用试验制剂。两顺序间应有足够长的间隔时间，为洗净期，设定洗净期是为了消除制剂间的互相干扰，洗净期应不少于药物的 10 个半衰期，通常为 1 周或 2 周。这样一来，对每位受试者都间隔接受两次或多次的处理，相当于自身对照，可以将制剂因素对药物吸收的影响与其他因素区分开来，减少了不同试验周期和个体差异对试验结果的影响。

根据试验制剂数量不同，可分别采用 2×2 交叉、3×3 交叉、4×4 交叉设计。如果是两种制剂比较，可选择双制剂、双周期的 2×2 交叉设计。如果试验包括 3 种制剂（如 2 种试验制剂和 1 种参比制剂）时，宜采用 3 制剂、3 周期的 3×3 拉丁方试验设计。每个周期间的洗净期通常为 1 周或 2 周。

但有些药物或其活性代谢产物半衰期很长时，则难以按此方法设计实施，在此情况下可能需要按平行组法设计进行。

（六）试验过程

整个研究过程应当标准化，除制剂因素外，应使其他各种因素导致的体内药物释放吸收差异减少到最小。为避免其他药物干扰，试验前两周内及试验期间禁服任何其他药物。受试者的饮食、活动都应统一，包括试验前一日和试验期间均应禁烟、酒及含咖啡碱的饮料及某些可能影响代谢的果汁，以免干扰药物体内代谢。试验前一晚开始禁食 10 小时以上，于次日早晨空腹服用试验制剂或参比制剂；用 240mL 温开水送服；服药 1 小时后方可再饮水，4 小时后统一进标准餐。受试者于服药后，按要求在不同时间取静脉血，根据需要取血样（血浆、血清或全血），并冷冻储存，备测。取血样在临床监护室中进行。受试者服药后应避免剧烈运动，避免活动对胃肠道运动和局部血流量造成影响。受试者应得到医护人员的监护，受试期间发生任何不良反应，均应及时处理和记录，必要时停止试验取样点的设计对保证试验结果可靠性及药物动力学参数计算的合理性，均有十分重要的意义。通常应有预试验或参考国内外的文献，应用血药浓度测定法时，一般应兼顾吸收相、平衡相（峰浓度）和消除相。在血药浓度—时间曲线各时相及预计达峰时间前后应有足够采样点，使血药浓度曲线能全面反映药物在体内处置的全过程。服药前应先取空白血样，一般在吸收相部分取 2～3 个点，峰浓度附近至少需要 3 个点，消除相部分取 3～5 个点。采样应持续到受试药原形或其活性代谢产物 3～5 个半衰期时，或持续采样至血药浓度为 C_{max} 的 $1/20～1/10$ 以后，AUC_{0-1}，$AUC_{0-\infty}$ 通常应当大于 80%。对于长半衰期药物，应尽可能取样持续到足够比较整个吸收过程，因为末端消除相对制剂吸收过程的评价影响不大。在多次给药研究中，对于一些已知生物利用度受昼夜节律影响的药物，则应连续 24 小时取样。

当受试药不能用血药浓度测定方法进行生物利用度研究时，若该药物或其活性代谢产物主要随尿排泄（大于给药剂量的 70%），可以考虑用尿药法测定，以试验制剂和参比制剂给药后尿中药物的累积排泄量来比较药物的吸收程度。取样时间应足够长，以反映尿中药物累积排泄总量。试验药品和试验方案也应当符合生物利用度试验的要求。但该方法不能反映药物吸收速率。

某些药物在体内迅速代谢，无法测定生物样品中原形药物，此时也可采用测定生物样品中主要代谢产物浓度的方法进行生物利用度和生物等效性试验。

第二节 创新药物临床研究

任何在人体（包括患者或健康志愿者）进行的药物系统性研究，目的是证实或揭示试验药物的作用、不良反应及（或）试验药物的吸收、分布、代谢和排泄规律，确定试验药物的疗效与安全性。

一、伦理要求

新药临床试验的核心是伦理和科学。参加新药临床试验的对象是人，不管是健康人还是患者，只要以人为对象的研究必须符合世界医学大会《赫尔辛基宣言》，即公正、尊重人格、力求使受试者最大限度受益和尽可能避免伤害。在一个新药正式上市前，受试者参加试验必须符合自愿的原则，且必须保证受试者的权益。在试验期间，参加者可以不需要任何理由决定不再继续进行试验，所有人都无权干涉。为确保临床试验中受试者的权益，需成立独立的伦理委员会，并向国家药品监督管理部门备案。伦理委员会应有从事医药相关的专业人员、非医药专业人员、法律专家及来自其他单位的人员，至少5人组成，并有不同性别的委员。伦理委员会的组成和工作不应受任何参与试验者的影响。纳入新药临床试验的受试者应充分了解试验的情况后签署知情同意书。

二、科学要求

进行药物临床试验必须有充分的科学依据。在进行人体试验前，必须周密考虑该试验的目的及要解决的问题，应权衡对受试者和公众健康预期的受益及风险，预期的受益应超过可能出现的损害。按国际通用要求，按照重复、随机、对照、均衡的四原则制订试验方案，包括叙述试验的背景、理论基础和目的，试验设计、方法和组织，包括统计学考虑、试验执行和完成的条件。方案必须由参加试验的主要研究者、研究机构和申办者签章并注明日期，报伦理委员会审批后实施。选择临床试验方法必须符合科学和伦理要求。

三、分期

药物临床试验分为Ⅰ、Ⅱ、Ⅲ、Ⅳ期，各期的病例数要符合统计学要求，研究应当符合《药物临床试验质量管理规范》的有关规定。

（一）Ⅰ期临床试验

首次人体试验，目的是提供有关新药安全性（耐受性）和药动学的数据，为制订给药方案提供依据。除某些用于治疗癌症和获得性免疫缺陷综合征（艾滋病）的毒性药物外，这一期试验通常在健康志愿者中进行。应该注意的是，Ⅰ期临床药理试验（如在特殊人群中研究药动学的试验）应贯穿临床药物研究的整个过程。Ⅰ期临床试验必须在Ⅰ期临床研究室中进行，该研究室应配备具有良好医疗设施的专门病房、药物分析实验设备及各类人员齐全的研究队伍。

（二）Ⅱ期临床试验

对试验药物的治疗作用做出初步评价的阶段。由一些小规模试验组成，在需要治疗某种疾病的患者中进行，其目的是初步评价药物对目标适应证患者的治疗作用和安全性，也包括为Ⅲ期临床试验的研究设计和给药剂量方案的确定提供依据。此阶段的研究设计可以根据具体的研究目的，采用多种形式，包括随机盲法对照临床试验。给药方案包括负荷剂量、维持剂量、给药频率、剂量维持时间和在特殊人群中及与其他药物同时使用时的剂量调整。

（三）Ⅲ期临床试验

对试验药物的治疗作用进行确证的阶段。用于在大量患者中证实新药的有效性，以确定新药起效或不起效的临床条件。其目的是进一步验证药物对目标适应证患者的治疗作用和安全性，评价利益与风险关系，最终为药物注册申请的审查提供充分的依据。试验一般应为具有足够样本量的随机盲法对照试验。符合要求的Ⅲ期临床试验成功结束后，新药研发的申办方可向国家药品监督管理部门提交新药上市的申请。

（四）IV期临床试验

对上市后的新药做进一步的评价，其目的是考察在广泛使用条件下的药物的疗效和不良反应，评价在普通或者特殊人群中使用的利益与风险关系以及改进给药剂量等。为了更好地描述在每期试验中发现的信息和知识的类型，0期临床试验，早II期试验或晚III期试验（分别以II a期和III b期表示）已慢慢进入新药临床研究。

四、程序规范

新药临床研究必须由国家药品监督管理部门审查批准。必须在国家药品监督管理部门认可的"药物临床试验机构"进行。必须由有资格的医学专家主持该项临床试验。必须经独立的伦理委员会审查批准，确认该项研究符合伦理原则，并对临床试验全过程进行监督以及确保受试者的合法权益。所有参加新药临床试验的人员在研究前都有充分的知情权，并签署知情同意书。抗肿瘤药物的临床研究，通常选择经过常规标准治疗无效的患者。进行临床研究的新药应免费提供给受试者。

参考文献

[1] 梁颖，焦豪妍. 药物检验技术 [M]. 北京：化学工业出版社，2023.

[2] 刘哲鹏，聂丽蓉. 药品检验方法与实践 [M]. 上海：复旦大学出版社，2022.

[3] 于晓. 药品检验技术 (第二版) [M]. 北京：化学工业出版社，2022.

[4] 邓松岳，王翀. 药品检验基础知识 [M]. 郑州：郑州大学出版社，2022.

[5] 孙祎敏，张其霞. 药品微生物检验技术 (第二版) [M]. 北京：中国医药科技出版社，2022.

[6] 田徽，谭承佳. 药学综合技术实验教程 [M]. 南京：东南大学出版社，2022.

[7] 胡冬梅. 药品质量管理实务 [M]. 北京：中国健康传媒集团，中国医药科技出版社，2022.

[8] 李海芳. 常用药品检验方法测量不确定度评定示例解析 [M]. 兰州：甘肃科学技术出版社，2020.

[9] 王海霞. 食品药品微生物检验技术 [M]. 哈尔滨：黑龙江科学技术出版社，2020.

[10] 唐秋竹，张天柱. 中药检验实训教程 [M]. 北京：中国中医药出版社，2020.

[11] 陈行辉，韩梅，姜俊. 药物检验基础 [M]. 广州：世界图书出版广东有限公司，2020.

[12] 罗霄，文永盛. 常用中药材及混伪品种整理 [M]. 成都：四川科学技术出版社，2020.

[13] 王登旭，孙大赢，段书涛，等. 常用药品检验设备维护保养和核查规程 [M]. 合肥：安徽科学技术出版社，2019.

[14] 蔡兴东，邹隆琼．中药质量检验综合实训 [M]．北京：中国医药科技出版社，2024.

[15] 王芳，袁静宇．食品药品检验基础 [M]．北京：北京理工大学出版社，2024.

[16] 黄竹青，刘颖．药品 GMP 实务（第三版）[M]．西安：西安交通大学出版社，2022.

[17] 朱玉玲．实用药品 GMP 基础（第三版）[M]．北京：化学工业出版社，2021.

[18] 万春艳，孙美华．药品生产质量管理规范（GMP）实用教程（第二版）[M]．北京：化学工业出版社，2020.

[19] 林新文．药品生产质量管理规范检查概要 [M]．长沙：湖南科学技术出版社，2020.

[20] 朱世斌，刘红．药品生产质量管理工程（第三版）[M]．北京：化学工业出版社，2022.

[21] 谭培龙，朱振亚．药品生产质量管理实践 [M]．北京：中国医药科技出版社，2022.

[22] 胡春光，郭丽琴，夏明红．药理学 [M]．重庆：重庆大学出版社，2023.

[23] 李俊．高等临床药理学 [M]．北京：人民卫生出版社，2022.

[24] 涂剑，雷小勇，张伟．临床药理学简明教程 [M]．北京：科学出版社，2022.

[25] 王高峰，姜成丽，赵福香．药理学 [M]．南京：东南大学出版社，2022.

[26] 邓雪松，苗久旺．药理学 [M]．北京：中国医药科技出版社，2022.

[27] 徐晓，马晓英，钟贞．临床药学基础与应用 [M]．成都：四川科学技术出版社，2022.

[28] 张菁，毛颖．药物临床研究理论与实践 [M]．上海：复旦大学出版社，2022.

[29] 钟大放．创新药物代谢和药动学研究 [M]．北京：科学出版社，2021.

[30] 李菊萍，等．药物学基础应用 [M]．昆明：云南科技出版社，2017.